PLANTAS MEDICINALES
Actualización 2017

© Adolfo Pérez Agustí

ediciones masters@gmail.com
http://www.edicionesmasters.com

PLANTAS MEDICINALES
Actualización 2017

Autor: Adolfo Pérez Agustí

Quizá, aunque ello nos haga daño a nuestro orgullo, fueron los animales quienes, con su bien desarrollado instinto, pronto aprendieron a curarse de sus dolencias mediante el consumo de elementos vegetales. Probablemente la naturaleza ya había diseñado multitud de remedios para perpetuar la especie, y el hombre lo único que tuvo que hacer fue observar. Pronto diferenció entre alimentos y especies curativas y tóxicas, y este estudio evidente y empírico permitió el desarrollo de la primera farmacopea, aquella que concretaron Linneo y Dioscórides, entre otros muchos.

Durante siglos, el ser humano ha empleado también remedios tóxicos contra sus enemigos, y otros los ha utilizado para modificar sus pensamientos con plantas que le alejaban de la realidad y le aproximaban al mundo sutil. También para repeler a los insectos.

Lo que también es cierto es que no fue en occidente donde se establecieron las mejores clasificaciones, sino que fue en Egipto, Mesopotamia, China, Grecia, Roma, India y el reino Maya, entre otros lugares. Las plantas eran las mismas, lo mismo que su composición, pero los expertos las aplicaban de modo diferente y tuvieron que pasar muchos años hasta que se unificaron criterios y dosis.

Ahora el estudio de las plantas medicinales está sujeto a no poca controversia, especialmente en cuanto a quién le corresponde su estudio, siendo los farmacéuticos los que reclaman ese derecho, olvidando que los elementos naturales no son propiedad de nadie, sino un patrimonio de toda la humanidad. El labrador, el ingeniero agrónomo, las entrañables abuelas, y –especialmente- los expertos en medicinales alternativas, pueden ser válidos docentes sobre el uso de las plantas medicinales, y adecuados terapeutas para la mayoría de las dolencias. Dejemos, pues, a los farmacéuticos con el uso y control de aquello en lo que son expertos: los medicamentos obtenidos por síntesis y elaborados en recintos alejados de la tierra fértil.

Una planta medicinal parece un organismo sencillo, pero aunque el principio vital sea reconocible, los procesos metabólicos que se crean posteriormente hacen difícil cualquier valoración sobre cuál es ese principio activo real. ¿Son los flavonoides o las vitaminas? ¿Los taninos o los aceites esenciales? ¿Quizá el secreto está en esas enzimas que se crean o modifican cuando las calentamos o entran a formar parte de nuestro sistema digestivo? Y si la respuesta es quimérica ¿cómo es posible que todavía haya científicos que insistan en extraer de las plantas medicinales su esencia?

La *quimiotaxonomía*, o ciencia que estudia los componentes químicos de las plantas, ha intentado extraer principios activos de las plantas, para emplearlos de forma excluyente del resto de los componentes, y conseguir así una patente durante cinco años y la distribución exclusiva en farmacias. Afortunadamente poco han conseguido, pues ignoran que una planta medicinal es eficaz por el conjunto de sus componentes, y al aislar uno la desequilibramos. Una prueba fue cuando extrajeron el *ácido acetilsalicílico* de la corteza del Sauce para fabricar la aspirina, y que el tiempo demostró que era un grave error, fabricándose ahora por síntesis.

Aunque hay quien aún cree que los medicamentos se extraen de las plantas medicinales, esto no es cierto, salvo excepciones. Por ejemplo, la *vincristina* que se extrae de la Vinca y que se emplea en la leucemia, y el *taxol* procedente del Tejo para el tratamiento del cáncer de mama, son algunos ejemplos. Aparte de esto, poco más hay, y podemos ver con tristeza cómo en las facultades de farmacia apenas se habla de botánica medicinal y si se hace, es somera y rudimentariamente. A los profesores no les interesa el reciclaje y eso es lo que transmiten a sus alumnos. En la actualidad, no hay ningún medicamento antiinflamatorio, analgésico o con efecto antibiótico, que esté basado o extraído de plantas medicinales.

También hay otro elemento aún más sugestivo, y es el referente a la información que porta y transmite la planta medicinal, una información producto de miles de años de evolución. Esta información es integrada al individuo que la ingiere, sumándose a la ya existente, lo que aumenta la eficacia del ADN celular. Se establece entonces una sincronía entre los diferentes elementos gracias a lo que denominamos "principio de afinidad", mediante el cual dos organismos similares tienden a unirse. Después llegaría el "principio de concordancia", ponerse de acuerdo, gracias al cual establecen una simbiosis y un destino dentro del organismo que les alberga. La consecuencia es la corrección de la distorsión o enfermedad subyacente.

¿Se puede lograr este efecto con un producto químico –un medicamento- carente en su totalidad de vibración cuántica? Ese producto hace tiempo que dejó de ser orgánico, vivo, y por tanto el ADN celular no lo reconoce, no sabe qué hacer con él. Ello no excluye que no tenga efectos terapéuticos, pero a la larga creará una distorsión orgánica nueva.

Detrás de esto subyace el aspecto económico, pues si una planta medicinal es de uso libre universal ¿para qué investigar en ella? Afortunadamente las medicinas alternativas se basan en criterios diferentes, y la investigación que se está haciendo sobre las plantas medicinales ancestrales y las de nuevo descubrimiento, son intensas y perfectamente documentadas. Podríamos decir que, al margen de las facultades de medicina y farmacia, muchos laboratorios investigan sobre cientos de plantas y ahora sabemos sobre ellas más que nunca antes en la historia.
A pesar de que los gobiernos no subvencionan estas investigaciones, la demanda de la población mundial es tan alta y receptiva, que siempre hay dinero disponible para su estudio. Perú, China, Japón, Méjico y Cuba, son los países que más investigan y ahora occidente se está sumando a ese carro, para beneficio de quienes, como yo, no estamos interesados en consumir medicamentos.

CAPÍTULO 1

HISTORIA Y DESARROLLO

Muy probablemente la intuición del hombre, más que la necesidad, fue lo que le indujo a buscar en las plantas medicinales la solución para restablecer la salud, aunque mucho me temo que al principio los fracasos fueron mucho más abundantes que los éxitos. Es más, antes del desarrollo de la escritura las conclusiones de los estudiosos, llámense brujos, curanderos o chamanes, quedaban delimitadas a comunidades muy pequeñas, e incluso ni siquiera salían del ambiente familiar. El problema es que la palabra no es lo mismo que la escritura, y unas enseñanzas transmitidas así, oralmente, "de generación en generación", lógicamente debían quedar desvirtuadas en los nuevos discípulos quienes, a su vez, y basándose solamente en su experiencia y memoria, intentarían que el legado no se perdiera.

Si, como parece probable, el primer texto sobre el uso de plantas medicinales tiene unos 4000 años de antigüedad (quizá 5000), y aparece en una tablilla de arcilla en la cultura de los Sumerios (antiguo pueblo que vivía al sur de los ríos Éufrates y Tigris, lo que equivaldría al actual Iraq), es lógico pensar que muchas de aquellas enseñanzas han debido perderse. Los egipcios, sin embargo, utilizaron los principios de las plantas medicinales de una manera más sistemática y controlada, tal y como se demuestra en las más de 700 fórmulas en las que aparecen estas plantas, someramente descritas en el *Papiro de Ebers*, allá por el año 1700 a.C. A esta antigua civilización les debemos el primer estudio codificado sobre el uso correcto de algunas plantas, sin que por ello nos olvidemos de los chinos, quienes ya las empleaban hace 5000 años a.c., lo que supone mucho tiempo. En el libro *Pen Tsao* se habla nada menos que de 300 plantas, aunque la bien desarrollada ciencia médica india, conocida como Ayurveda, también nos ha dejado referencias escritas desde el año 800 a.C. En estos tratados hay descritas ya 800 especies, pero ya entonces se acuñó el concepto de Medicina Natural, pues no solamente empleaban las plantas medicinales, sino que para restablecer la salud se requería la religión o la filosofía, así como unos hábitos de vida saludables y algo de ejercicio. Las plantas medicinales constituían entonces el recurso más importante para restablecer la salud, pero no el único. Y volviendo a los egipcios, no debemos olvidar que la casta sacerdotal perteneciente a los Brahamanes eran quienes se dedicaban a la medicina, pues dentro de su filosofía disponían de las facultades para reparar los problemas del espíritu y los trastornos del cuerpo.

Otros datos curiosos nos hablan, por ejemplo, de que Cleopatra utilizaba aloe barbado para potenciar su belleza, y hoy esta planta, conocida como aloe vera, se ha revelado como el tratamiento adecuado para las quemaduras y la regeneración cutánea.

Los griegos y los romanos también hicieron uso de las plantas para curar las enfermedades y mantener un buen estado de salud. Sin embargo, el físico griego Hipócrates, nacido en la Isla de Cos en el 460 a.C, considerado el padre de la medicina, le concedía más importancia a la medicina preventiva y a él le debemos esa sabia frase de "Que los alimentos sean tu única medicina", recomendación poco tenida hoy en cuenta incluso por los médicos, quienes no dudan en hablar de las virtudes del jamón serrano acompañado por un vaso de vino. Por eso, y aunque a Hipócrates le consideramos el padre de la Medicina, debemos especificar que se refiere a la Medicina Natural, y no a la química. También marcó las directrices para el uso correcto del ayuno y la hidroterapia, quedando su legado reflejado en seis de las setenta obras que forman parte del *Corpus Hippocraticum.*

Tuvieron que pasar bastantes años hasta que saliera al mercado popular el primer tratado serio sobre las plantas medicinales bajo el título *Materia Médica*, escrito por Dioscórides, un botánico nacido en el año 40 d.C. en Anazarbus (Turquía), quien clasificó perfectamente más de 1000 plantas medicinales.

Esta obra sirvió de referencia hasta el siglo XV, revitalizándose gracias a Pio Font Quer, un farmacéutico leridano que escogió un total de 682 especies, renombrando el tratado con el título de *Plantas Medicinales, El Dioscórides renovado.* Junto con Dioscórides otros muchos grandes médicos alcanzaron renombre por el uso afortunado de las plantas medicinales, como por ejemplo Celso, Andrómaco, Escribonio y Plinio, todos bajo el protectorado romano, lo que equivalía a reconocimiento y buen salario.

Anteriormente Homero, el famoso autor de La Ilíada y La Odisea, además de ser considerado el padre del teatro y la filosofía, alababa la inmensa riqueza de las plantas de Egipto, y en uno de sus relatos cuenta cómo Helena vierte en un tazón un jugo estimulante que da de beber a Telémaco, entristecido por los recuerdos de su padre. Describe la droga de forma que hace fácil identificarla con el jugo de la adormidera, planta de la que se obtiene el opio.

Un dato curioso es el uso que los egipcios dieron a la levadura de cerveza, el sedimento de la cerveza, el cual era empleado como vehículo para una mejor absorción de las plantas medicinales, las cuales se empleaban siempre en su estado natural debidamente pulverizadas. Esta mezcla de dos productos orgánicos aumentaba la eficacia de los principios activos, aunque ahora es una práctica en desuso y la levadura de cerveza se emplea como aporte de vitaminas y minerales.

Durante la Edad Media (siglos V hasta el XV) el estudio de las plantas medicinales estaba en manos de los monjes, quienes en sus monasterios plantaban y experimentaban sobre las especies descritas en los textos clásicos. Así, en el siglo XI, los monasterios tomaron el relevo de los jardines convirtiéndose en grandes zonas herbarias, lo que unido a su dedicación a la religión y la literatura (bibliotecas, esencialmente), les convirtió en la clase social más importante después de la nobleza. Gracias a ellos, la preparación de aceites, jarabes y ungüentos a base de plantas medicinales constituyó durante toda la Edad Media la piedra angular de la farmacopea universal. Por desgracia, en el siglo XIII se declara la Santa Inquisición a causa del decreto *Excommunicamus* del papa Gregorio IX, quien con la ayuda de franciscanos y dominicos persiguió a cuantas personas utilizaban plantas medicinales para "ahuyentar los espíritus o demonios", según decían. Por eso, y para no ser acusados de brujería, los expertos dejaron de utilizarlas y el uso de las plantas medicinales cayó bruscamente en el olvido.

El naturismo sufrió un proceso de estancamiento a causa de la famosa "caza de brujas", mandando quemar en la hoguera a cientos de hombres y mujeres (curanderos de la época) que realizaban "conjuros con los poderes demoníacos" durante sus actos terapéuticos. El arte de curar se limitó a los monasterios, pero se conservó gracias al trabajo de monjes y sacerdotes que tradujeron del griego y del latín las obras primitivas sobre la materia.

En el Renacimiento (siglos XIV a XVI), y una vez que la Inquisición y el Santo Oficio perdieron su poder, nuevos entusiastas intentaron demostrar que las plantas medicinales, como organismos vivos, debían manejarse no solamente como medicamentos, sino de forma más sutil y etérea, en base a lo cual salieron los alquimistas y los astrólogos, quienes junto a los físicos llegaron a dominar las plantas alucinógenas y la utilización de los minerales como fuente de curación. En la obra de Giambattista Della Porta, escrita en el 1578, ya relata la forma de preparar y administrar drogas modificadoras del psiquismo, dando lugar a la descripción de las enfermedades mentales, aunque todavía con la influencia del demonio. Por desgracia, el naturismo no había conseguido librarse de la presión eclesiástica, estableciéndose la paradoja de que era lícito si lo ejercían los curas.

Nada menos que debieron pasar dos siglos para que en España comenzara una tímida comercialización de las plantas medicinales, pero ya entonces la medicina química comenzaba a dar sus frutos, siendo ésta la preferida por las clases económicamente pudientes.

Desde finales del siglo XIX, las plantas medicinales quedaron excluidas del arsenal terapéutico salvo para las gentes rurales, pues los elementos químicos de entonces, la mayoría ahora desechados por su efecto letal y poco eficaz, eran la base de los tratamientos. En el siglo XX, el descubrimiento de las vacunas, los antibióticos y el cloroformo, constituyó el espaldarazo para ese tipo de medicina, hechos que se consolidaron gracias a una oligarquía médica que, para afianzar su prestigio social, pidió el reconocimiento de los diferentes gobiernos, declarándose desde entonces como la única ciencia médica válida.

Pero la llegada de la democracia y las libertades siempre ponen en entredicho las verdades absolutas, y miles de personas de todo el mundo reclaman insistentemente el derecho a seguir empleando plantas medicinales para sus dolencias, y que éstas estén sufragadas por la sanidad pública.

CAPÍTULO 2

CÓMO UTILIZAR LAS PLANTAS MEDICINALES

Aunque ahora disponemos de métodos diversos para utilizar las plantas medicinales -planta seca, extractos, esencias, etc.-, todos estos sistemas siguen teniendo un nexo común: la utilización de la vía digestiva. Esto es una moneda de dos caras, con una de ellas muy saludable gracias a que el hígado neutralizará en parte los posibles efectos perjudiciales de la planta, y otra impidiendo que las sustancias medicinales lleguen rápidamente al torrente sanguíneo. Las infusiones tradicionales, con el calor aplicado de forma discreta, necesitan de una persona consciente y un estómago no excesivamente irritado para poder ser absorbidas, circunstancias que en muchos enfermos no se dan. Es más, aunque el calor líquido provoque la salida al agua de la mayoría de las sustancias presentes en la planta, otras se quedan en la materia dura y algunas de las que salen se modifican a causa del calor. Estos cambios pueden ser benéficos e incluso potenciar su efectividad, pero también es posible que anulen algunas sustancias imprescindibles. Qué duda cabe que un medicamento no tiene estos límites, pues intramuscularmente y mucho más administrado en vena, llega rápidamente y sin modificar a todo el organismo, aunque esto ocasiona que los efectos secundarios sean con frecuencia muy perjudiciales o letales.

Si consiguiéramos disponer de los mismos sistemas de

administración que existen para los medicamentos, las plantas medicinales con seguridad pasarían a ser la mejor elección para la curación de los enfermos, la más barata y la que menos efectos secundarios tiene. Pero no hablemos de quimeras en un mundo en el cual la industria del medicamento es casi todopoderosa.

Afortunadamente y merced a estos razonamientos, encontramos ya una explicación al hecho de que una planta tenga efectos extraordinarios en unas personas y apenas nada en otras. También ahora sabemos con certeza cómo conseguir que una planta provoque una acción inmediata, sin necesidad de esperar largas semanas para la mejoría del enfermo.

El secreto está simplemente en conocerlas y lograr extraer sus principios medicinales adecuadamente, sin olvidar ninguno.

Por fortuna, recientemente hay un nuevo mercado fitoterápico que recomienda la utilización de la planta fresca (viva), bien sea en forma de zumo o jarabe. Si el tiempo demuestra la veracidad de ésta lógica teoría, estamos a punto de desterrar la planta seca.

La manipulación

Puesto que disponer de plantas vivas, frescas, es inviable para la mayoría de las personas, una vez convenientemente recolectadas debemos someterlas a ciertas manipulaciones para poder extraer de ellas todo su potencial curativo. Algunas necesitan transformaciones verdaderamente complejas y por tanto, imposibles de realizar en un hogar normal, mientras que otras lo más sensato es que las comamos crudas o mediante una simple infusión.

Las formas más simples para extraer los principios curativos son la decocción, maceración, infusión y extracción de jugos.

Estas manipulaciones, si están bien realizadas, pueden ser de tanta eficacia como otros métodos más complejos de laboratorio y la única diferencia estaría en la valoración de los componentes activos.

Mientras que lo que se prepara en casa fluctúa en efectividad y concentración, aquellas preparaciones profesionales suelen tener una concentración y eficacia muy uniforme. De cualquier manera, el factor más decisivo es la buena calidad de la planta, en el sentido que crezca en tierra adecuada, con suficiente lluvia y sol, así como en realizar su recolección en la época y hora del día adecuada.

Decocción

Se utiliza para extraer los principios activos de plantas muy leñosas, duras o de las raíces, pues solamente de esta manera se puede asegurar que los principios activos pasen al agua. Por desgracia, si la cocción no está bien realizada se pueden deteriorar muchos componentes, bien sea por calor o tiempo excesivo.

Una buena decocción consiste en someter a la planta a ebullición en un recipiente cerrado durante un tiempo variable –5 a 20 minutos- (dependiendo de la dureza de la parte utilizada), hasta que la cantidad de agua sea menor que al principio. Posteriormente, el preparado se complementa con una maceración de algunas horas o días, antes de proceder al filtrado. Este debe realizarse con mucha precaución y cuidado, ya que mediante él solamente debemos eliminar los restos coriáceos de la planta (la fibra bruta), así como las sustancias amorfas que quedan en solución. Aún así, antes de beber el líquido hay que dejarlo reposar y mejor aún filtrarlo con un papel adecuado. Para lograr mejores efectos es recomendable sumergir la planta en agua fría algunos minutos antes de someterla al calor, pues de esta manera parte de los principios activos pasarían sin modificarse, siendo especialmente útil en las plantas ricas en mucílagos, raíz de malvavisco, por ejemplo.

Como es fácil de comprender, la decocción no es el mejor método para realizar preparaciones en casa, ya que a causa del calor prolongado se eliminan muchos principios activos y se generan algunos nuevos, los cuales no siempre tienen porqué ser benéficos. La ebullición prolongada, si bien logra extraer sustancias especialmente difíciles, también provoca la pérdida de los principios activos volátiles a bajas temperaturas. Por todo ello, se deduce que nunca podremos aprovechar al máximo toda la propiedad curativa de ciertas raíces (bastante más activas que las hojas o flores), salvo que las consumamos masticadas directamente o mediante preparaciones comerciales. El tostado de la raíz de la achicoria, por ejemplo, aumenta la concentración de minerales y aunque se eliminan algunas vitaminas, el producto final es altamente recomendable.

Infusión

Es el método más utilizado y quizá el más práctico, sobre todo cuando la planta es blanda, frágil, como ocurre con las flores, hojas o yemas. En estos casos, el que las partes a utilizar estén ligeramente secas facilita la concentración de los principios activos y, por tanto, es más fácil que pasen al agua. La infusión permite que la mayoría de las sustancias volátiles pasen fácilmente al agua y lo hagan de manera rápida. El hecho de que la planta esté deshidratada facilita sensiblemente el proceso, aunque para una buena utilización se deberá trocear al máximo la planta medicinal, ya que es así como lograremos poner en contacto con el agua la mayoría de sus jugos o esencias. Lo ideal sería adquirir la planta entera y trocearla en el momento de preparar la infusión, puesto que si viene troceada del laboratorio muchas sustancias volátiles se pueden haber evaporado durante el proceso de envasado. Por supuesto, el utilizar plantas adquiridas a granel, (al peso) es la peor manera de consumir una planta medicinal. Expuestas al aire y sin la debida protección, no solamente pierden poco a poco sus aceites volátiles, sino que acumulan todo el polvo del exterior contaminándose con sustancias potencialmente dañinas para la salud.

La verdadera infusión se logra vertiendo la planta en el agua fría, NUNCA DIRECTAMENTE EN EL AGUA HIRVIENDO. Posiblemente usted haya oído decir repetidas veces que se hace sobre el agua caldeada, pero esto es un error. Una planta medicinal es un organismo con información, antaño vital, cuya estructura molecular debe amoldarse lentamente a los cambios de temperatura. También tiene un ADN similar a los seres humanos, pues posee células eucariotas, y nos dejará un legado informativo de su experiencia de vida. Del mismo modo que una vaca sacrificada en un matadero deja impreso su dolor y terror a quien posteriormente comerá su carne, las plantas medicinales necesitan una adaptación, no un achicharramiento brusco en el agua. Dele tiempo para cambiar.
Utilice recipientes de vidrio, cerámica o arcilla, pero nunca en nada que contenga metales, los cuales podrían absorberse

parcialmente.

Una vez que entra en una paulatina temperatura de ebullición, apague el fuego y tápela inmediatamente, ya que los principios volátiles se comienzan a desprender rápidamente en forma de vapor. Una espera prudencial de 10 a 15 minutos es suficiente para lograr una buena infusión. El filtrado posterior facilitará la eliminación de ciertas partes duras o de polvo residual.

Una **tisana** es la disolución del producto resultante de una infusión en una mayor cantidad de agua. Por ejemplo, un vaso de infusión lo mezclaríamos con dos litros de agua. De esta manera, una persona podría beber agua medicinal durante todo el día. Con ambos procedimientos, tisana e infusión, logramos que pasen al agua los principios activos hidrosolubles, aunque perderemos el resto que queda adherido a la planta. Bastaría prensar enérgicamente ese resto para darnos cuenta de todo lo que vamos a tirar a la basura.

Extractos

Se dividen en secos, blandos y fluidos, y dependiendo del vehículo portador se clasifican en acuosos, hidroalcohólicos, glicéricos y etéreos. En sí, un extracto es la concentración del jugo de la planta y para lograr esto se le somete a un proceso de evaporación, aunque también se puede lograr mediante el liofilizado.

Para lograr un extracto se procede a evaporar la parte del jugo en unos recipientes adecuados, generalmente de porcelana, durante un tiempo variable, según queramos sea la concentración del extracto. A medida en que aumenta el tiempo de evaporación, así disminuirá la cantidad de agua. Si la evaporamos toda, el extracto se considerará seco, y si conserva parcialmente el agua, blando. La liofilización se podría considerar un extracto seco, y el blando tendría la consistencia de la miel. Las pastillas de regaliz es un ejemplo de extracto seco.

Existen otras formas de obtener extractos, usando una solución de agua, propilenglicol, alcohol o éter, que también tienen grandes aplicaciones. Si utilizamos el éter se denomina extracto etéreo y si es alcohol, hidroalcohólico. Ninguno de los dos son bien acogidos por los buenos médicos naturistas, aunque lo esencial es el vehículo conservante, ahora en glicerina vegetal.

Una de las ventajas de los extractos es que se puede valorar -y por tanto dosificar- perfectamente la cantidad de dosis y de principios activos a utilizar. Cada gota de extracto será igual al resto, del principio al fin. Otra gran ventaja es su conservación, la cual al ser tan dilatada nos permite el almacenamiento durante muchos años de sustancias medicinales que se dan en épocas cortas y, lo más importante, poder utilizar perfectamente plantas medicinales de otros países. La forma de administración es muy cómoda, fácil de ingerir y el organismo los absorbe con rapidez y eficacia. No obstante, es importante destacar que cada planta requiere su propio método extractivo, en graduación y temperatura, por lo que se suelen emplear el prensado en frío de la planta fresca, la digestión, la maceración en frío y en caliente con agua, y la destilación, e incluso una mezcla de varios. Para refinar el sistema es importante eliminar al final el vehículo extractor mediante su concentración a vacío, atomización o nebulización.

Para lograr un extracto en el ámbito casero se utilizará la siguiente técnica: se sumergen 100 partes de planta seca triturada y se deja macerar en suficiente cantidad de alcohol de 60 grados, durante algunas horas. Se recoge después este alcohol y se vierte de nuevo en la planta. Al cabo de 24 horas se recoge de nuevo. Así sucesivamente hasta que agotemos totalmente la planta. Posteriormente sería necesaria una destilación para eliminar toda el agua, pero esto es algo difícil de realizar en el hogar. El líquido resultante se puede conservar así durante mucho tiempo, incluso más de cinco años si lo guardamos en botellas de cristal oscuro.

Un **elixir** es una solución alcohólica mezclada con una solución azucarada.

Vino medicinal

Quizá la mejor solución para preparar un extracto en casa es el llamado Vino Medicinal, el cual consiste en sumergir la planta troceada en vino blanco durante un tiempo variable, entre 1 a 15 días. El resultado es un auténtico vino con propiedades curativas y normalmente de agradable sabor.

Para que no se deteriore es muy importante conservarlo alejado de la luz y el aire, y no preparar cantidades demasiado grandes de una sola vez.

Alcoholatos

Se utilizan alcoholes de 70 o más grados para la maceración y se aparta solamente una pequeña cantidad del líquido destilado para su consumo. Estas mezclas se hicieron muy populares gracias al Agua de Melisa o el Espíritu de Romero.

Jarabes

Para lograrlos se puede partir de la solución anterior rebajada de alcohol y añadirle azúcar. Otra manera se realiza preparando previamente el líquido azucarado mediante la disolución en agua del azúcar, hasta que se evapora el agua. Una vez lograda la concentración deseada, se le añaden las mezclas medicinales. Si queremos que la preparación dure bastante tiempo, habría que someter nuevamente la mezcla formada a otra ebullición para que aumente su densidad. Por supuesto, en lugar de azúcar se puede utilizar miel o melazas.

Maceración

Esta técnica consiste en sumergir la planta en agua fría -o también en aceite- durante un tiempo variable que va desde unas horas para flores y partes blandas, a varios días para las raíces. Todos aquellos principios que no sean termolábiles (sensibles al calor) pasarán al líquido. En especial, pasan con facilidad los mucílagos.

Es el método más adecuado para raíces tan fuertes como el Harpagofito o la Bardana, así como para elaborar un aceite de masajes o de belleza. El medio oleoso conserva muy bien los principios activos durante largo tiempo y podremos así fabricarnos un pequeño botiquín casero rico en aceite de Hipericón o Consuelda, por ejemplo.

Jugos

Este es un método que está en la actualidad en pleno auge, ya que responde más a la idea de suplemento dietético que a la de preparación medicinal. Además, es la mejor manera de que las autoridades sanitarias dejen el campo libre a los herbólogos, sin que piensen que hay injerencias con el mercado farmacéutico. Para los verdaderos naturistas, es la manera idónea de aprovechar las virtudes de las plantas medicinales.

Para lograr un buen zumo hay que partir de una planta fresca y con abundante contenido líquido. Este líquido contendrá, además de los principios medicinales, numerosas sales minerales, vitaminas y enzimas, por lo que su eficacia será mayor que con el resto de las preparaciones. La técnica más empleada es el prensado en frío, ya que así no se modifica la estructura de los componentes y conservan todas sus propiedades. En el ámbito familiar es más difícil de realizar un prensado y quizá lo más práctico es la licuadora o una buena exprimidora mecánica. La extracción, por supuesto, se realiza con la planta recién recolectada.

Aceite medicinal

Se puede lograr de manera sencilla mezclando una parte del extracto de la planta a utilizar con una cantidad mayor de aceite, el cual puede ser de oliva o de almendras dulces.

Otra manera, si no disponemos del extracto, es someter a lenta ebullición el aceite con la planta troceada, aunque procurando que no se caliente en demasía. Se utiliza mucho para masajes y también para lograr que se absorban las sustancias medicinales a través de la piel, ya que el frotado facilita su absorción.

Ungüentos

Aunque es una forma de utilización ya en declive, es bastante útil para cremas de belleza, ya que el principio activo permanece largo tiempo actuando sobre la piel. Mezclando manteca de cacao, lanolina o vaselina con aceites esenciales o liofilizados (por ejemplo caléndula, aloe vera o jalea real), obtendremos una estupenda crema de belleza.

Esencias

Las plantas elaboran su propia esencia para protegerse de los rayos solares y quizá para favorecer la fecundación atrayendo a los insectos con su perfume. Además de esto los aceites esenciales son extraordinariamente ricos en principios medicinales, mucho más que el resto de la planta.
Para extraer la parte olorosa de una planta debemos someterla a un proceso de estrujado, lo que se logra mediante el aplastamiento casero o industrial. Así podremos recoger el líquido resultante, pero aún contendrá agua. Sucesivas decantaciones irán purificando cada vez más la esencia y dejándola bien pura. A escala industrial se prefiere el método denominado esfumado, el cual consiste en raspar la superficie de los agrios mediante cuchillas especiales. Otra manera de obtener esencias es mediante el método de florecimiento en caliente. Las plantas se dejan macerar en recipientes adecuados en un disolvente graso (aceite de oliva o manteca), el cual se lava a una temperatura de 40 grados Se realizan varias cargas de plantas hasta que la grasa se satura. Posteriormente habrá que separar la grasa de la esencia.
En último lugar tendríamos la destilación, pero este método es casi patrimonio industrial y poco apto para empleo casero.

Existe una destilación seca, empleada para obtener sustancias como el ácido acético, mediante el cual no se moja en líquido la materia prima, y la destilación húmeda, más tradicional, que consiste en añadir previamente a la planta agua o alcohol. Con este procedimiento se obtienen por un lado los aceites esenciales y por otro los líquidos. Los métodos más eficaces son aquellos en los cuales se hace el vacío para conseguir que las esencias se evaporen a temperaturas inferiores.

A la vista de todo lo expuesto, el lector ya podrá dedicarse poco a poco a realizar sus propias preparaciones naturales partiendo con preferencia de la planta fresca. Cuando acuda al campo a recogerlas recuerde que son un bien muy preciado para todos y evite, por tanto, mutilarlas innecesariamente o arrancarlas de raíz.

Con el fin de no cometer errores, estas son algunas de las reglas más importantes para utilizarlas adecuadamente:

1. *Si no es un experto en botánica no la coja directamente del campo, ya que los errores de identificación pueden costarle caro. Cómprelas en un herbolario, debidamente envasadas y con la marca del laboratorio.*
2. *La forma más adecuada de consumirlas es en infusión. Deje el manejo de extractos o esencias para los expertos.*
3. *No emplee esencias en niños ni embarazadas.*
4. *Antes de tomar una planta medicinal consulte a un profesional de la medicina para averiguar cuál es su enfermedad, ya que el autodiagnóstico solamente le puede inducir a errores de apreciación.*
5. *En las enfermedades graves no suprima la medicación y compagínela con las plantas, pero asesórese bien antes.*

CAPÍTULO 3

PRINCIPALES PLANTAS MEDICINALES

ABEDUL (Arraclán)
Betula pendula

Botánica:
Perteneciente a la familia de las Betuláceas, es un tradicional árbol de los climas fríos del norte. Crece rápidamente cuando es joven sobre suelos arenosos y en 5 años alcanza ya los 5 metros de altura, sobrepasando al final los 30 metros. De hoja caduca, posee una copa estrecha, con ramas ascendentes que se redondean y hojas brillantes, mientras que la corteza de color marrón brillante se vuelve poco a poco blanca y con surcos de manchas negras, pelándose por la parte de arriba. Las hojas aovadas son triangulares, con base redondeada de un tamaño de 3 a 6 cm y márgenes dentados. Las flores forman racimos amarillos que cuelgan y liberan los frutos. Los brotes son de color pardo. Se encuentra preferentemente entre los 1.000 y 2.000 metros de altitud, llegando a vivir hasta 150 años. Se le conoce también como *Álamo blanco y Árbol de la sabiduría*.

Recolección:
La savia se recoge en primavera antes que salgan las hojas, practicando una incisión en la corteza. Las semillas son aquenios diminutos que se desintegran en otoño e invierno.

Partes utilizadas:
Se emplean las hojas y las yemas
Composición:
Corteza: betulina, taninos y un heterósido.
Hojas: hiperósido, miricitrina, flavonoides, resinas y un ácido esencial con betulinol.
Savia: azúcar, minerales, proteínas, ácido tartárico y proteínas.

Usos medicinales:
La corteza del abedul es diurética y laxante. Sus hojas son diuréticas, astringentes y coleréticas. Se emplea en cistitis, pielonefritis, litiasis renal, oliguria.
También en reumatismos en general, gota, edemas en pantorrillas y obesidad. Mejora las afecciones biliares y baja levemente la fiebre. Elimina eficazmente el ácido úrico, disuelve las arenillas renales, es depurativa, estimulante estomacal y ligeramente laxante.
La parte interna de la corteza, amarga y astringente tiene propiedades antipiréticas y se ha utilizado en fiebres intermitentes.
El aceite es adecuado para el tratamiento de la piel, especialmente el eccema y la psoriasis
En uso externo las hojas de Abedul se emplean para lavar la piel en caso de erupciones, granos, llagas o heridas y en forma de cataplasma contra forúnculos.
También se emplea con frecuencia contra la caída del cabello y con sus ramas se golpean la piel las personas que acuden a depurarse a la sauna.
Toxicidad:
No se le ha encontrado toxicidad alguna.

Otros usos:
Las hojas frescas se pueden comer en ensaladas y la savia mezclada con levadura nos proporciona un saludable vino. Con sus ramas podemos hacer cestas, escobas, cepillos, cubrimientos para tejados y cuerdas y con la elaboración de su aceite protegeremos el cuero.

ABETO
Abies alba

Botánica:
Se trata de uno de los árboles más altos de Europa, cuya altura puede alcanzar hasta 60 metros, aunque sea más habitual encontrarse con árboles de 40 metros. Perteneciente a la familia de las Coníferas, el Abeto blanco o común tiene el tallo recto, copa en forma de pirámide y un tronco de corteza lisa que puede llegar a medir 2 metros de diámetro. Su edad llega hasta los 500 años y con el paso de la edad su copa se hace redonda y las ramas se extienden. Las hojas tienen dos estrías en la parte inferior y están dispuestas en dos hileras opuestas.

Recolección:
Las yemas carecen de resina y son muy sensibles al frío. Se recolecta entre abril y julio.

Partes utilizadas:
Se emplean las yemas y la resina.

Composición:
Taninos, minerales y celulosa en la corteza
Limoneno, alfa pineno y resina en las yemas.
Esencia de trementina en la resina.
Esencia, glucósidos y piceína en las hojas.

Usos medicinales:
Bronquitis, asma, enfisema, rinofaringitis, sinusitis y en general catarros bronquiales. También en infecciones urinarias como cistitis o pielonefritis. Las yemas son muy eficaces por su efecto antibiótico, mientras que las hojas lo son por su acción balsámica y expectorante. La corteza la emplearemos como astringente en casos de diarreas y la savia para aplicaciones de piel. Sus efectos son diuréticos, astringentes y antisépticos.

Otros usos:
Mediante la incisión en la madera se obtiene aceite de trementina y con la esencia se da aroma a productos de aseo.

Toxicidad:
No tiene toxicidad, pero su esencia puede dar lugar a fenómenos alérgicos.

ABRÓTANO MACHO (Hierba lombriguera)
Artemisia abrotanum

Botánica:
Pertenece a la familia de las Compuestas. De raíz leñosa, el tallo erecto está cubierto de vello y tiene hojas bipartidas de color blanco. Las flores están reunidas en capítulos amarillos y toda ella alcanza el metro de altura. Es conocido como Hierba Lombriguera.

Recolección:
Se puede cultivar en jardín.

Partes utilizadas:
Se emplean las hojas y los brotes frescos.

Composición:
Guanina, adenina, escopolamina, abrotanino.

Usos medicinales:
Es bastante eficaz para tratamientos capilares en uso externo. Localmente puede detener pequeñas hemorragias y mejora las estomatitis.
Internamente se puede emplear para eliminar parásitos intestinales y en las dismenorreas. Para regular el exceso de flujo menstrual y la amenorrea (ausencia de la menstruación), además de ser un sedante de las crisis histéricas.

Otros usos:
Aplicada sobre la piel actúa como repelente de insectos, especialmente moscas. En la antigüedad se utilizaba como hechizo o filtro de amor, quizá por su efecto estimulante.
La forma de uso más recomendada consistía en quemar las hojas secas con incienso y luego ponerlas en el dormitorio de la pareja, para que liberen el aroma.

Toxicidad:
No se debe administrar en el embarazo. Su toxicidad en infusión es baja, y de forma tópica no tiene.

ACEBO
Ilex aquifolium

Botánica:
Nativo del oeste y sur de Europa, este árbol perenne pertenece a la familia de las Aquifoliáceas. Se trata de un arbusto protegido, poco utilizado como medicinal, que llega a crecer hasta los 20 metros y que se puede encontrar todavía en bosques y lugares espesos, siempre oculto por otros árboles. Crece lentamente y llega a alcanzar los 250 años de edad, siempre que permanezca oculto entre sombras. Su copa es cónica con ramas ascendentes, las hojas pueden ser ovales,

de 8 cm. de largo, con un extremo muy puntiagudo y en sus extremos finas espinas. De color verde muy brillante, suelen tener el envés opaco. La corteza es lisa, gris plata y se vuelve áspera.

Recolección:
Florece a mediados y finales de primavera, aunque las flores solamente pueden llevar frutos si los árboles de ambos sexos crecen cercanos entre sí. Las blancas flores, de cuatro pétalos, forman racimos densos situados en la base de las hojas. El fruto pasa del verde al escarlata y madura en octubre.

Partes utilizadas:
Se emplea la corteza y las hojas.

Composición:
Tanino, teobromina, illicina, ácidos orgánicos y cera.

Usos medicinales:
Las infusiones realizadas con las hojas tienen aplicación en la gota, gripe, reumatismos y como antifebril. Es espasmolítico, laxante suave, aperitivo, diurético y diaforético, por lo que se usa como analgésico y antigotoso.

Otros usos:
Contra la diarrea y atonía intestinal. En flores de Bach es muy apreciada para mejorar la relación de pareja, especialmente cuando existen rencores aparentemente insalvables.

Toxicidad:
Tiene una alta toxicidad en los frutos, por este motivo no son comestibles. La liga (goma) que se extrae de la corteza, ingerida accidentalmente, puede producir obstrucciones del tracto digestivo.

ACEDERA
Oxalis acetosella

Botánica:
Pertenece a la familia de las Poligonáceas. Con su porte erecto que puede alcanzar los 100 cm de altura, crece en praderas y suelo fértil. El fruto es de color rosa y forma triangular. La variedad **Acedera silvestre** (Rumex acetosa), que se conoce como Vinagrera, se emplea como reconstituyente y laxante.

Recolección:
Tiene una flor de color verde y rojo que sale entre los meses de mayo y julio. Las flores se distribuyen en forma de racimos, mientras que las lanceoladas hojas tienen los lóbulos basales apuntando al cielo.

Partes utilizadas:
Se emplean las hojas y raíces.

Composición:
Ácidos oxálicos y antraquinonas. Vitamina C, potasio, magnesio, hierro.

Usos medicinales:
Estreñimiento y como depurativo para enfermedades de piel. Escorbuto. Tiene efectos diuréticos, laxantes y vitamínicos. Externamente las hojas suavizan eficazmente la piel y se emplean en los abscesos fríos.
Antianémica, remineralizante, vitamínico, expectorante, estimulante de las defensas orgánicas, protector capilar, aperitiva y de ligera acción antidiarreica y hemostática local.

Indicaciones
Estreñimiento, diarrea. Anemia, convalecencia. Resfriados y gripe.
Popularmente se ha usado como "depurativo", en el tratamiento de fondo de afecciones dermatológicas crónicas (eczemas, soriasis, etc.).
Otros usos:
Además de sus usos medicinales, con sus hojas se prepara una salsa picante para aderezar el pescado o la carne de cerdo, previamente mezclada con pimienta, sal y mantequilla.

Toxicidad:
No administrar cuando existan cálculos renales por su riqueza en oxalato cálcico. Su toxicidad es baja a dosis normales.

ACHICORIA
Cichorium intybus

Botánica:
Pertenece a la familia de las Compuestas. De tallos muy resistentes, esta planta ramificada la podemos encontrar cerca de los caminos de suelo calcáreo, en lugares baldíos soleados. Tiene hojas dentadas y las superiores abrazan al tallo el cual llega a crecer en la variedad cultivada hasta 10 cm. de altura. Son vellosas, mientras que sus flores de color azul pálido se distribuyen en pequeños racimos que salen de las axilas. Las flores se cierran con la luz.
Se la conoce también como Chicoria o Hierba de café
La **endibia** y **la escarola**, aunque más sabrosas por ser menos amargas, pierden la mayor parte de los nutrientes y sus cualidades al privárselas parcialmente de la luz solar.

Recolección:
Florece entre principios y finales del verano.
Partes utilizadas:
Se emplean las hojas y las raíces.
Composición:
Inulina y ácido isoclorogénico en la raíz.
Ácido chicorésico en las hojas.
Hierro, potasio y lactonas sesquiterpénicas en el tallo.

Usos medicinales:
Muy eficaz en las afecciones biliares, las dispepsias, la falta de apetito y el estreñimiento. Mejora la hipertensión y la falta de orina, siendo eficaz en la gota y la artritis. La raíz tiene efecto antibiótico, es energizante y ayuda a expulsar parásitos intestinales. Favorece la circulación y elimina los depósitos grasos en ellas, bajando la tensión en los hipertensos y mitigando las taquicardias.
También se recomienda contra las orquitis (inflamación de los testículos), la diabetes y para eliminar líquidos.

Otros usos:
Con las raíces tostadas se prepara un sucedáneo del café muy aromático y mucho más saludable, aunque injustamente despreciado por los consumidores. Con la denominación "sucedáneo del café" se logra solamente rebajarle de su valor alimentario, cuando en realidad es un producto superior aunque cueste más barato. Sus hojas tiernas se pueden comer en ensaladas, lográndose mejores efectos terapéuticos que con la infusión.
Toxicidad:
No tiene toxicidad.

AGNUS CACTUS (Sauzgatillo)
Vitex Agnus castus

Botánica:
Este arbusto está difundido por Europa y Asia Menor.

Partes utilizadas:
Se emplea el fruto maduro.
Composición:
Cineol, pineno.

Usos medicinales:
Actúa en los órganos sexuales femeninos pues posee una acción similar a la progesterona. Favorece, por tanto, el embarazo y la menopausia, así como corrige las amenorreas (falta de menstruación) y trastornos del periodo. Galactógeno. Inhibe la secreción de la hormona FSH, estimula la secreción de LH y frena la secreción de prolactina.
Otros usos:
Es afrodisiaco en la mujer y mejora la depresión, los vértigos, la taquicardia femenina y el insomnio. Los frutos se consideran adecuados como aperitivos, carminativos y diuréticos.

AGRACEJO
Berberis vulgaris

Botánica:
Este arbusto zarzoso pertenece a las Berberidáceas y suele alcanzar tres metros de altura. Se encuentra en zonas montañosas y posee corteza gris con el tallo amarillo, además de hojas brillantes de punzantes espinas. Las flores son

34

amarillas, parecidas a rosas silvestres, reunidas en racimos. El fruto es una baya oval de sabor ácido.

Recolección:
Las flores entre mayo y junio.

Partes utilizadas:
Se emplean las bayas, hojas y raíces.

Composición:
Magneflorina, barbarina, oxiacantina y berberina.
Levulosa, dextrosa, ácido cítrico, tartárico y málico en los frutos.

Usos medicinales:
El cocimiento de la corteza se emplea en las hemorragias de cualquier tipo, especialmente uterinas, aunque las hojas pueden ser empleadas igualmente. Las hojas son estimulantes en pequeñas dosis y fuertemente laxantes a dosis altas, con ligero efecto diurético. La corteza es colagoga y aumenta la producción de saliva. Es vasoconstrictora, hemostática y con interesantes propiedades contra la malaria.

Otros usos:
Con los frutos se preparan dulces y gelatinas refrescantes de sabor ligeramente ácido.
Se emplea con afecciones de vías urinarias, en hepatopatías, cálculos biliares y renales, sensación de frío en el estómago, tumefacción de los ganglios linfáticos y dolores al orinar.

Antiguamente se empleaba para la disentería y como preventivo de la peste. Calma las taquicardias, reduce la hipertensión y es adecuado para lavados vaginales, de ojos y garganta.

Toxicidad:
No se encuentra toxicidad en los frutos pero el resto de la planta contiene alcaloides, por lo que se recomienda prudencia por su toxicidad media. También puede colorear la orina.

AGRIMONIA (Hierba de San Guillermo)
Agrimonia eupatorium

Botánica:
Perteneciente a las Rosáceas, es de tallo recto de hasta 90 cm. de altura. Se encuentra en prados frescos y en lugares sombreados. Las flores de color amarillo están dispuestas en espiga.
Recolección:
La floración tiene lugar desde la primavera hasta el otoño
Partes utilizadas:
Se emplean las flores y las hojas.
Composición:
Fitosterina, tanino, eupatoria, aceite esencial, ácidos salicílico, ascórbico, cítrico, málico, nicotínico, vitamina K y Quercitrina.

Usos medicinales:
Es astringente, diurética y antiinflamatoria, se utiliza en litiasis renal y diarreas. Tiene efectos tónicos y fortalecedores de los músculos, favorece la digestión y la producción de bilis. También mejora la circulación venosa. Se le han encontrado efectos benéficos en el asma, la tuberculosis y los cólicos hepáticos. Tiene sinergia con el Erísimo en las afonías.

Aplicada externamente mejora las dermatitis, aliviando el picor, considerándose que posee un efecto antialérgico similar a la ACTH, estimulando internamente la producción de las hormonas sexuales y corticosuprarrenales.

Otros usos:
En enjuagues bucales se emplea en las inflamaciones de la boca, faringitis y encías sangrantes. La infusión es útil para lavar heridas y llagas cutáneas. También podemos mejorar las varices externas, contusiones y luxaciones y con sus vapores se pueden despejar las vías nasales obstruidas. Un baño de pies en una decocción alivia el cansancio, lo mismo que nos servirá para poder extraer astillas o espinas clavadas en la piel, e incluso aguijones de insectos. Antiguamente se empleaba localmente contra las mordeduras de serpiente.

Puede emplearse como sustituto del té y para reforzar las defensas contra las alergias, así como para combatir la melancolía y la diarrea nerviosa.

Toxicidad:
No se le ha encontrado toxicidad alguna. Puede agravar el estreñimiento pertinaz.

AGRIPALMA
Leonurus cardiaca

Botánica:
Planta perenne de las Labiadas dotada de un tallo anguloso y rugoso al tacto. En la axila de las hojas superiores crecen las flores de color rosa.

Recolección:
La floración es entre junio y septiembre.

Partes utilizadas:
Se emplean las flores y las hojas cercanas.

Composición:
Ácidos fenólicos, saponinas, taninos, flavonoides, y alcaloides como la leunurina.

Usos medicinales:
Desde hace cientos de años se le reconocen propiedades como cardiotónica y antiparasitaria. Como sedante nervioso en la menopausia, para estimular las contracciones cardiacas en la insuficiencia del corazón y como estimulante uterino en la amenorrea, frenando las metrorragias. Tiene efectos hipotensores. Mejora el insomnio, la ansiedad y, en general, las distonías neurovegetativas. También las taquicardias y palpitaciones, la mala circulación, la angina de pecho, la neurosis vegetativa, las menstruaciones escasas y el hipertiroidismo.

Otros usos:
De su esencia se extrae un pigmento para teñir la ropa de verde. Posee acciones como antiepiléptica, astringente y antiespasmódica.

Toxicidad:
Ha de tenerse en cuenta su grado medio de toxicidad, así como no emplearla junto a derivados del digital.

AJEDREA
Satureja hortensis

Botánica:
Dependiendo del clima deberemos escoger la variedad *hortensia* si es cálido y la *montana* si es frío. Si es la *Ajedrea montana* necesitaremos un suelo calizo y pobre, aunque suelto, debiendo sembrarse en la estación cálida en un lugar que le dé el sol, guardando una distancia entre brotes de 20

cm. Pertenece a la familia de las Labiadas, de pequeñas hojas lineales y puntiagudas con flores blancas o rosadas muy perfumadas.

Recolección:
En el momento de la floración y dejando varios centímetros desde el suelo con el fin de permitir un nuevo brote. Se seca al aire y a la sombra, previo oreado breve al sol.

Partes utilizadas:
Se emplean las hojas sin el tallo.

Composición:
Ácidos esenciales con timol y carvacrol, ácidos caféico y rosmarínico,

Usos medicinales:
Aunque esencialmente se la emplea como aromatizante culinario, tiene interesantes propiedades como digestiva, antiespasmódica, antiséptica y afrodisíaca. Es eficaz para eliminar parásitos intestinales y para mejorar la digestión de los alimentos. Corrige la tendencia al vómito, corta suavemente las diarreas tanto por su efecto astringente como por su acción antiséptica, y quita los dolores gástricos. También posee efectos afrodisiacos en ambos sexos, es expectorante en bronquitis, alivia las crisis asmáticas.
A nivel externo interno es antiséptica, fungicida y bactericida, poseyendo cierto efecto para mejorar las defensas orgánicas internamente. Es muy útil en el cansancio, la fatiga mental y la falta de memoria, activando la circulación sanguínea y las glándulas suprarrenales.

Otros usos:
Externamente conserva sus propiedades contra los parásitos de la piel y el pelo. Mejora las enfermedades de la boca y sirve para lavar heridas y úlceras, mejorando la cicatrización

e impidiendo que se infecten. Es eficaz para calmar los dolores dentales y curar las amigdalitis. Puede emplearse para lavar heridas y curar externamente las otitis.

Actúa como un repelente para los insectos.

Toxicidad:

No tiene toxicidad pero ha de emplearse con precaución la esencia y solamente en los adultos.

AJENJO
Artemisia absinthium

Botánica:

Planta vivaz de la familia de las Compuestas cuyos tallos alcanzan hasta 70 cm. Con hojas plateadas, blancas y sedosas, tiene las flores dispuestas en racimo de cabezuelas amarillas. Se encuentra espontánea en terrenos áridos.

Recolección:

Florece de julio a septiembre.

Partes utilizadas:

Se emplean las hojas y las sumidades en plena floración.

Composición:

Tuyona, tuyol, taninos, potasio, absintina, nitrato de potasio y flavonoides. El aceite esencial tiene tujón y felandreno.

Usos medicinales:

Se utiliza como aperitivo, antihelmíntico, emenagoga y colagoga, siendo muy eficaz contra la anorexia, el meteorismo y las insuficiencias digestivas de origen biliar. También en las amenorreas y dismenorreas, así como para eliminar parásitos intestinales. Tiene un efecto positivo en el saturnismo.

Otros usos:
Lo podemos encontrar en la mayoría de los licores aperitivos y en el vermut (nombre alemán de esta planta), empleándose también como sustituto del lúpulo en la fabricación de cerveza.

Toxicidad:
Su grado de toxicidad es bajo, aunque puede ser abortiva.
La tuyona presente obliga a emplear la esencia con precaución ya que puede dar lugar a convulsiones. Puede excitar el sistema nervioso y provocar crisis epilépticas o pesadillas.

AJO
Allium sativum

Botánica:
Es una planta bulbosa de aproximadamente un metro de altura, cuya raíz es un bulbo compuesto de 8 o 10 partes. Las flores son blancas y están mezcladas con bulbillos violáceos. Pertenece a las Liliáceas y puede alcanzar los setenta centímetros de altura.
Originario de Asia central, se usa en toda Europa, en la India y en China, aunque todavía existen muchos prejuicios contra él. Pertenece a la familia de los tubérculos y está relacionado con la cebolla. Sus hojas son verdes, planas, de filos lisos y suaves, con flores blancas o teñidas de rosa.

Recolección:
Se desentierran las cabezas cuando la hoja empieza a marchitarse, aproximadamente en el mes de septiembre. Se almacena en sitio fresco y seco. Hay que consumirlo con su

piel, duros, bien secos y con el color blanco. Su carne debe ser jugosa, de olor intenso pero agradable.

Partes utilizadas:
Se emplea el bulbo turgente y bien maduro.

Composición:
Un enzima como la aliinasa, inulina, aceite esencial con aliicina que se transforma en disulfuro de alilo y vitaminas A, B, C y nicotinamida. También hierro, fósforo, calcio, proteínas y carbohidratos.

Usos medicinales:
Es antiséptico, balsámico, antihelmíntico, hipotensor y diurético. Se le reconocen propiedades como rejuvenecedor y restaurador arterial. A pesar de que sus acciones han sido demostradas en repetidas ocasiones por los mejores investigadores, el uso del ajo sigue estando muy limitado a sus aplicaciones culinarias. En el mercado de la herbodietética existen perlas a base de su aceite o incluso con ajo puro pulverizado y seco, las cuales nos pueden servir para utilizarlo con eficacia sin que notemos su profundo olor en el aliento. Su mejor aplicación es para la arteriosclerosis, los zumbidos de oído, la hipertensión arterial y la pérdida de memoria en la vejez. Es eficaz también por su efecto antibiótico en las enfermedades del aparato bronquial ya que al eliminarse por el aliento ejerce un efecto local muy poderoso como bactericida.

Se le reconocen propiedades contra el cáncer. Mejora también la diabetes, la gripe y los enfriamientos, teniendo en estos casos un efecto bactericida potente. Elimina los parásitos intestinales, previene la trombosis y alivia la claudicación intermitente.

Otros usos:
Su   jugo neutraliza el veneno de los insectos. Aplicado directamente en el diente dolorido calma el malestar, lo mismo que si lo introducimos en la oreja en casos de otitis. Mezclado con los alimentos fomenta la puesta de huevos de las gallinas.

Se le reconocen propiedades contra el cáncer, estimula el sistema inmunológico y ayuda a reducir los ataques de asma alérgica, recomendándose para el tratamiento del SIDA.

Para evitar el mal aliento por su consumo es útil masticar perejil o hinojo.

Toxicidad:
No tiene toxicidad pero su tolerancia gástrica es mala.

No debe ser consumido por las mujeres lactantes ya que provoca cólicos en los bebés.

Por sus propiedades anticoagulantes debe evitarse su consumo por personas que estén con tratamiento médico con estos medicamentos.

ÁLAMO NEGRO
Populus nigra

Botánica:
También conocido como *Chopo negro* es un árbol de la familia de las Salicáceas que se encuentra en anchos valles fluviales. La especie europea es un árbol de copa ancha con un tronco que mide hasta 2 metros de diámetro. Aunque necesita mucha luz, tolera muy bien los excesos de agua. Es de hoja caduca, corteza negra, surcada, y ramitas amarillas y circulares.

43

Recolección:
Las cápsulas maduran a principios de junio, liberando semillas verdosas y blancas.

Partes utilizadas:
Se emplean las yemas cuando aún están cerradas.

Composición:
Salicina, taninos, aceite esencial y populina.

Usos medicinales:
Elimina la fiebre, aumenta la sudación, tiene efecto diurético, es útil para eliminar el exceso de ácido úrico, en enfermedades febriles, especialmente del aparato respiratorio. Infecciones de vías urinarias, litiasis renal, bronquitis y asma.

Indicaciones
Estados en los que se requiera un aumento de la diuresis: afecciones genitourinarias (cistitis, ureteritis, uretritis, pielonefritis, oliguria, urolitiasis), hiperazotemia, hiperuricemia, gota, hipertensión arterial, edemas, sobrepeso acompañado de retención de líquidos.
También en faringitis, bronquitis, enfisema y asma.
En uso tópico se recomienda para heridas, hemorroides, quemaduras y dolores reumáticos.

Otros usos:
Con la corteza se puede preparar un buen carbón medicinal que emplearemos para diarreas, intoxicaciones, gases y gastritis.

Toxicidad:
No tiene toxicidad alguna.

ALBAHACA
Ocimun basilicum

Botánica:
Planta que tolera muy mal las heladas; su lugar adecuado es en interiores cálidos, no necesitando así grandes cuidados. El suelo debe ser fértil y llega a alcanzar una altura de 60 cm. pudiéndose cortar sus hojas en cualquier momento. Estas son de color verde, muy perfumadas y tiene los frutos oscuros encerrados en el cáliz. Apenas crece ya espontáneamente, salvo en las proximidades de los huertos. Se multiplica por semillas y la siembra debe hacerse a mano a principios de la primavera, en una tierra fértil, caliente y húmeda, cubriéndose después con una capa de mantillo.
Se la conoce como Hierba del vaquero.

Recolección:
Si hemos tenido cuidado con las hormigas, su mayor enemigo, podremos recoger sus hojas y flores en verano, cortándola a unos 15 cm del suelo. Se disponen en haces no muy grandes y se secan a la sombra, separando después las hojas de los tallos. Se recoge en verano en las primeras horas de la mañana.

Partes utilizadas:
Se emplean las hojas frescas o secas.

Composición:
Contiene un aceite esencial con linalol, cineol, estragol, eugenol y saponinas.

Usos medicinales:
Como carminativa, galactogoga y diurética. Se utiliza en la falta de apetito, gases intestinales, digestiones lentas y espasmos gástricos. Alivia las jaquecas y la tos. Externamente la infusión es útil para lavar heridas y eccemas.

Mezclado con aceite alivia los dolores reumáticos y como colirio para la hemeralopia.

Otros usos:

Se le reconocen propiedades para ahuyentar mosquitos por lo que se recomienda tener macetas cerca de las ventanas. Tiene efectos contra la tristeza y el miedo. Baja la fiebre, es antiséptica y estimula el sistema inmunitario. Frena los resfriados, la tos, el asma, los dolores de cabeza y ayuda a eliminar los parásitos intestinales. Aumenta la producción de leche en las madres lactantes y mejora los dolores del periodo.

Toxicidad:

No tiene toxicidad pero la esencia a dosis elevadas posee propiedades narcóticas. No emplear más de dos gotas por dosis. Se recomienda no emplearla en los hepáticos ni en niños menores de 2 años o personas ancianas.

ALCACHOFA
Cynara scolymus

Botánica:

Perteneciente a las Compuestas, es una planta de tallo alto, erecto, estriado que termina en grandes cabezuelas carnosas compuestas de brácteas comestibles. Se desarrolla en terrenos ricos, bien drenados y con bastante sol.

Recolección:

Se realiza durante la estación fría, cuando las cabezuelas son grandes, jóvenes y tiernas.

Partes utilizadas:

Se emplean sus cabezuelas, especialmente su parte interna.

Composición:
Flavonoides, cinarósidos, cinarina, ácido caféico, ácido cítrico, láctico y málico.

Usos medicinales:
Es un potente estimulante del apetito, colagogo y colerético. Tiene acción diurética, laxante y digestiva, especialmente de las grasas. Se emplea con éxito en el tratamiento de las enfermedades hepatobiliares, incluida la litiasis. También mejora el exceso de colesterol llegando a corregirlo de una manera definitiva. Baja la tensión arterial alta, estimula la función renal deprimida, mejora el estreñimiento de una manera suave y cura la arteriosclerosis si se emplea continuamente. Es un remedio eficaz e inocuo para estimular el apetito en los niños.
Favorece la oxidación de los carbohidratos.

Otros usos:
La parte más activa son las ramas y las hojas. Cocinada pierde parte de sus propiedades, y el fruto, la parte que habitualmente comemos, es mucho menos eficaz medicinalmente que el resto de la planta. La alcachofa (el fruto) ligeramente hervida constituye un tónico purificador de los pulmones y enfermedades de estos órganos, como la neumonía y la tos. El zumo se emplea con éxito en la hidropesía (acumulación de líquidos), el escorbuto y la ictericia crónica.

Toxicidad:
No tiene toxicidad, pero no emplearla en la lactancia ya que su sabor puede pasar a la leche.

ALCARAVEA
Carum carvi

Botánica:
Miembro de la familia de las zanahorias, es una planta anual que forma rosetas de grandes hojas el primer año, ganando altura hasta los 60 cm. el segundo, que es cuando le crecen las flores blancas. Necesita un suelo fértil, bien soleado, y que esté libre de malas hierbas. Cuando las semillas empiecen a teñirse de castaño hay que cortar los tallos.

Recolección:
Se recogen los frutos antes de su maduración y se cortan las umbelas cuanto antes. La maduración se puede realizar indistintamente al sol o a la sombra, pero antes se extraen las semillas.

Partes utilizadas:
Se emplean las semillas contenidas en los frutos.

Composición:
Ácidos grasos, tanino, un aceite esencial con carveno, limoneno, prótidos, resina y carvona.

Usos medicinales:
Aperitiva, digestiva y antiespasmódica. Se utiliza como estimulante del apetito, es digestiva, corrige los gases intestinales y las infecciones gástricas. Contrarresta el uso excesivo de los laxantes, calma los cólicos infantiles, los calambres menstruales y en uso externo se emplea como aceite para enemas y como masaje abdominal externo para los gases.

Otros usos:
Con la esencia se fabrican licores y colonias, así como pomadas contra los parásitos. Con sus semillas se da aroma al

pan de centeno, los bizcochos, la carne y el pescado, así como a las ensaladas.

Toxicidad:
No tiene toxicidad.

ALFALFA
Medicago sativa

Botánica:
Herbácea vivaz de la familia de las leguminosas. Resulta difícil de asimilar que una planta empleada como alimento para los caballos sea al mismo tiempo un excelente plato para la cocina humana. Esta leguminosa enriquece el suelo donde crece al fijar el nitrógeno en el suelo, por lo que siempre es útil sembrarla en las tierras de cultivo.
La alfalfa que se utiliza para el consumo humano no contiene la gruesa fibra que la recubre, imposible de digerir salvo por los rumiantes.

Partes utilizadas:
Se emplean los brotes frescos o la planta entera.

Composición:
Esteroides, biocanina y genisteína. Contiene calcio, fósforo, magnesio, cloro, sílice, aluminio, potasio, azufre, sodio y la mayor parte de las vitaminas, incluidas la K y la U. También aminoácidos como la fenilalanina, arginina, leucina, treonina, lisina y valina, así como sustancias estrogénicas.
También es rica en lipasa, coagulasa, invertasa, amilasa, emulsina, peroxidasa, proteasa y pectinasa, lo cual le da unas extraordinarias propiedades en la digestión de los alimentos.

Usos medicinales:
Antihemorrágica, antiulcerosa, estrogénica, Su mejor aplicación son las semillas germinadas, procedimiento por el cual se multiplican por cinco sus propiedades nutritivas. La planta entera, debidamente pulverizada y eliminada la fibra bruta, es digestible por el hombre y muy útil para el tratamiento de la caída del cabello, la anemia, las hemorragias de cualquier tipo (incluso como preventivo) y el tratamiento del colesterol. Es un excelente remedio para el tratamiento de las úlceras gastroduodenales, las gastritis y para estimular el apetito.

Otros usos:
Por su contenido estrogénico mejora las disfunciones hormonales en la mujer, especialmente en la menopausia, constituyendo así un elemento nutritivo mucho más inocuo que el administrar estrógenos sintéticos.

Fortalece el hígado, mejora la anemia, estimula la glándula pituitaria y posee acción contra los hongos. Recude los dolores de la artrosis, el exceso de colesterol, la retención de líquidos y posee sustancias que neutralizan el cáncer de colon.

Purifica el aliento.

Toxicidad:
No tienen toxicidad, pero no administrar de manera continuada cuando exista riesgo de trombosis, ni en presencia de Lupus eritematoso y Pancitonemia.

Las semillas no se deben comer pues contienen canavanina, salvo que ya estén germinadas.

ALGARROBA
Ceratonia siliqua

Botánica:
Fruto en legumbre del algarrobo.
Partes utilizadas:
Se emplean la pulpa seca y las semillas.
Composición:
Sacarosa, glucosa, fructosa, proteínas, pectinas y grasas. Ácidos fórmico y benzoico, vitaminas (A, B1, B2, D), hierro, calcio, fósforo, magnesio, potasio, galactomanano y mucílago.

Usos medicinales:
Laxante (semillas) emoliente, astringente y antidiarreica a dosis pequeñas.
La sabiduría popular emplea la pulpa en casos de diarreas infantiles por su efecto astringente, mientras que las semillas tienen el efecto contrario, ya que son laxantes y ayudan a corregir la obesidad al aumentar de volumen en el estómago y producir saciedad. La pulpa evita, además, los vómitos infantiles, por lo que puede emplearse en las diarreas de verano. Ayuda a adelgazar, mejora la diabetes y corrige el exceso de colesterol.

Otros usos:
En algunos establecimientos podemos encontrar ya preparada la harina de algarroba para preparar tortas y gachas.
Toxicidad:
No se conoce.

ALHOLVA (Fenogreco)
Trigonella foenum-graecum

Botánica:
Conocida también como *Fenogreco*, esta leguminosa es una planta de 50 centímetros de altura, tallo recto, hojas brillantes y flores amarillentas.
Los frutos contienen unas veinte semillas amarillas de olor repugnante.
Recolección:
Se recolectan en primavera cuando maduran los frutos y las flores.

Partes utilizadas:
Se emplean las semillas.
Composición:
Es rica en proteínas, lecitina, grasas, y colina. Contiene mucílagos, galactomanano, fitina y trigonelina,

Usos medicinales:
Se le reconocen acciones importantes para estimular el sistema nervioso, cardiaco y endocrino. Es uno de los mejores anabolizantes naturales que existen, pudiéndose emplear con cierto éxito para aumentar de peso. Abre el apetito, mejora la digestión y las dispepsias, actuando con un leve efecto laxante. Externamente se emplea para lavados de forúnculos, abscesos y vaginitis, así como para enjuagues bucales en la faringitis.
Es expectorante, alivia los dolores de garganta y los menstruales, corrige el estreñimiento, el colesterol elevado, baja la fiebre moderadamente, mejora la vista cansada, estimula el útero y reduce el exceso de azúcar en sangre. Estimula las glándulas suprarrenales y sexuales, además de ser un buen cardiotónico.
Otros usos:

Se emplea contra los senos caídos, tanto por vía interna como externa. Con la harina se preparan estupendas mascarillas cutáneas de rejuvenecimiento.

Toxicidad:
No se conoce.

ALISO
Alnus glutinosa

Botánica:
Se encuentra en lugares húmedos a lo largo de ríos y arroyos, así como bordeando lagos y estanques. Se trata de un árbol perteneciente a las Betuláceas que se puede desarrollar igualmente en alturas entre 800 y 1000 metros. Su tronco erguido alcanza los 5 metros cuando tiene 10 años y llegando a los 100 aún puede tener tocones.

Recolección:
Las yemas en forma de maza se muestran en invierno, mientras que las flores salen en marzo antes que las hojas.

Partes utilizadas:
Se emplea la corteza del tronco y las ramas.

Composición:
En la corteza, taninos, emodina, sales y colorantes, además de tener una gran cantidad de taninos, glutano, alnulina y grasa.

Usos medicinales:
Las hojas estimulan la producción de leche y son astringentes, mientras que su corteza es febrífuga. Por su efecto astringente será de utilidad en las diarreas, aunque

también se le reconocen efectos benéficos para las afecciones biliares. La corteza se aplica para cataplasmas en heridas de mala cicatrización, úlceras y en cataplasmas para dolores reumáticos. También sirve para gargarismos y lavados vaginales.

Otros usos:
Se emplea para fabricar tintas para teñir el cuero de rojo, como repelente de mosquitos y para recubrir utensilios que vayan a estar dentro del agua, ya que resiste durante muchos años la humedad.

Toxicidad:
No tiene

ALMENDRO
Amygdalus communis

Botánica:
Este árbol frutal pertenece a la familia de las Rosáceas y llega a alcanzar hasta doce metros de altura, aunque lo habitual es de cuatro. De ramas esparcidas, hojas alternas y flores vistosas, se cultiva con éxito en el Mediterráneo y las islas Baleares.
La fruta está recubierta por una envoltura muy fuerte, en cuyo interior está la semilla comestible.

Recolección:
Las flores en primavera bastante antes que las hojas. El fruto encierra la almendra comestible y es poco nutritivo en estado verde, aunque rico en proteínas.

Partes utilizadas:
Se emplea preferentemente la almendra dulce.

Composición:
Aceite con ácido linoleico y oleico. Albúmina, azúcar, mucílago y enzimas.
Contiene fósforo, potasio, magnesio, calcio, hierro, azufre, cloro, aluminio, manganeso, cobre y zinc. También vitaminas A, E, B-1, B-2, PP.
Tiene un 21% de proteínas, 18% de carbohidratos y 53% de grasas.
Emulsina, fructosa, proteínas y grasa. La variedad amarga, heterósidos, amigdalina, ácido cianhídrico y aldehído benzoico.

Usos medicinales:
La almendra dulce se emplea por su valor nutritivo para elaborar leche de almendras, turrón y dulces. Su aceite como laxante y tópicamente como cicatrizante, emoliente y antiinflamatorio. Molidas en agua sirven para prevenir y bajar la fiebre, para reducir las inflamaciones y en el tratamiento de la bronquitis crónica. Ayuda a mejorar la respiración, por lo que debería emplearse como alimento para las enfermedades del aparato respiratorio. También es el alimento básico para los hepáticos, aunque mejor como leche de almendras.

Otros usos:
Su aceite es utilizado como laxante y de forma tópica como cicatrizante, emoliente y antiinflamatorio.
Toxicidad:
La amarga solamente se emplea como aromatizante, teniendo en cuenta su alto grado de toxicidad, especialmente en niños. El ácido cianhídrico se libera en la saliva por la acción de la emulsina llegando a producir la muerte en pocas horas, y en adultos asfixia y vómitos.

ALPISTE
Phalaris canariensis

El alpiste es una planta gramínea de la familia de las poáceas, herbácea.

Es originaria del Mediterráneo, pero se cultiva comercialmente en varias partes del mundo para usar la semilla en la alimentación de los pájaros domésticos. Antiguamente con su harina se hacía pan.

Descripción

Es una hierba grande y gruesa con vástagos erguidos, de 0,6 a 1,8 metros de altura, con tres o cuatro tallos cilíndricos y huecos a manera de cañas, provistos de nudos manifiestos y hojas semejantes a las del trigo, angostas y con largas vainas. Flores en racimos densos. Las inflorescencias son verdes al principio y se tornan luego levemente púrpuras. Las semillas son de color marrón brillante y envueltas en una pequeña cáscara.

Partes utilizadas

Las semillas, frutos o granos.

Principios activos

Almidón lípidos, resina, ácidos salicílico y oxálico, y sustancias nitrogenadas.

Usos medicinales:

La medicina tradicional le atribuye propiedades como hipolipemiante (reductor de lípidos o grasas en sangre), demulcente (moliente, relaja y ablanda las partes inflamadas) y diurético. En las Islas Canarias además de aperitivo, se le considera remedio para los males de orina y cálculos renales (riñón y vejiga), y como refrescante para los calores.

También se usa para tratamientos en hipercolesterolemia y prevención de la arteriosclerosis, y cuando se requiere un aumento de la diuresis, tales como afecciones genitourinarias (cistitis), hiperazotemia (abundancia de sustancias nitrogenadas en la sangre), hiperuricemia, gota, hipertensión arterial, edemas, sobrepeso acompañado de retención de líquidos, gastritis y ulcus (úlcera, sobre todo úlcera del estómago). Uso externo para tratar eccemas.

Otros usos:
En Valle de Bravo, México, en varios puestos callejeros de fin de semana, se vende —entre otras bebida.

Esta semilla también es de las más importantes en el consumo de aves.

ALOE
Aloe vera

Botánica:
Originaria de África, esta Liliácea de hojas blancas en la base y matiz verde hacia la sumidad, tiene el tallo recto y elegante. Sus flores pendulantes son de color rojo intenso, mientras que los frutos son unas cápsulas de forma triangular. Se conoce también como acíbar.

Recolección:
Se cultiva en la parte meridional y se encuentra silvestre en el sur y sureste.

Partes utilizadas:
Se emplean las hojas frescas y el zumo que se obtiene mediante incisiones en el tallo.

Composición:
Contiene ácidos: glutamínico, aspártico, aloético, fórmico, palmítico y esteárico (Planta) y ascórbico (Hojas).
Aceites esenciales: cineol, cariofileno, pineno,
Minerales: calcio, magnesio, potasio, zinc, fósforo, manganeso, aluminio (Hojas).
Aminoácidos: Aloína, aloesina, arginina, lisina, barbaloína, glicina, glutamina, histidina, serina (Planta). También vitamina B1, taninos, aloemodina, aloína, aloinósidos, emodina y
Resina.

Usos medicinales:
Es laxante a dosis medias y purgante a dosis altas, también vulnerario, estomacal y aperitivo. Puede mejorar la disentería bacteriana, inflamaciones del intestino grueso, hemorroides y las cefaleas ocasionadas por trastornos gástricos o uterinos. Se emplea internamente contra la infección por cándida.
El látex que se obtienen del jugo fresco es laxante a dosis medias y purgantes a dosis altas. Las hojas se emplean para elaborar aceite y se le reconocen efectos como vulnerario, estomacal y aperitivo.

Otros usos:
Externamente es la base de numerosos cosméticos y mejora las úlceras cutáneas. Es adecuado para quemaduras, pequeñas heridas, sarpullidos, las arrugas, el eczema, el herpes y el acné, así como para dar brillo a la piel y aplicado en los párpados para aliviar la conjuntivitis. También se emplea en la psoriasis, el acné juvenil, los orzuelos y como protector solar.

Toxicidad:
El consumo de zumo de **aloe vera** no es recomendable en diabéticos, ya que podría ocasionar un aumento de la producción de insulina, generando una caída del contenido de glucosa en sangre, debido a que posee un alto contenido de cromo, sustancia mineral que está íntimamente relacionado con la producción de insulina. Debido al principio activo de la aloína, el aloe vera no es recomendable para ser suministrado por vía interna a niños menores de 6 años, ya que podría ocasionar un efecto laxante muy fuerte.

Tampoco se recomienda su ingesta en dichas situaciones porque el consumo del aloe vera podría ocasionar abortos espontáneos o nacimientos prematuros, debido a la estimulación de las contracciones uterinas que es capaz de ocasionar.

Se desaconseja su uso en el período de lactancia porque no hay suficiente evidencia, de que no cause algún problema al niño, que está siendo amamantando.

ALQUEJENJE
Physalis alkekengi

Botánica:
Denominada erróneamente como *Bolsa de pastor*, esta planta vivaz pertenece a las Solanáceas y posee unos frutos ácidos de color amarillo. Se encuentra en los campos de cultivo.

Recolección:
Hay que dejarla secar a la sombra lentamente y conservarse luego en frascos de cristal.

Partes utilizadas:
Se emplean sus bayas secadas al horno. También las hojas.

Composición:

Contiene carotenos, esteroides y vitamina C.

Usos medicinales:
Como diurético y laxante. Se utiliza en litiasis renales y vesicales, reumatismo, poca emisión de orina y estreñimiento leve.
Toxicidad:
No se conoce.

ALTRAMUZ
Lupinus albus

Botánica:
Leguminosa anual, Papilionoidea, que se emplea como forraje y abono verde. Alcanza casi un metro de altura, de tallo erecto y velloso, con hojas digitadas compuestas por cinco o siete foliolos.
Partes utilizadas:
Se emplean las semillas.
Composición:
Lupinina, legumina, ácido lupínico, colesterina.

Usos medicinales:
Eficaz contra la diabetes. También para eliminar parásitos. Las semillas hay que ponerlas en remojo en agua fría durante unas horas para quitar su amargor.
Otros usos:
Abscesos, eccemas y ulceraciones en forma de cataplasma.
Toxicidad:
No se conoce.

AMAPOLA
Papaver rhoeas

Botánica:
Planta herbácea de las Papaveráceas que puede alcanzar los 70 cm. de altura. Está recubierta de pelusa áspera, tiene hojas radiales opuestas, y las flores de largo pecíolo son de color rojo intenso con algo de castaño en la base. El fruto es una cápsula que contiene gran número de pequeñas semillas.

Recolección:
Entre marzo y mayo, justo antes de la siega.

Partes utilizadas:
Se emplean las flores frescas.

Composición:
Mucílagos, antocianos, readina y alcaloides isoquinoléicos.

Usos medicinales:
Somnífera, antitusígena y emoliente, se emplea para combatir el insomnio, la tos irritativa, el asma y la tosferina. Mejora la ansiedad y los espasmos gástricos.

Otros usos:
Externamente se emplea en conjuntivitis y blefaritis.

Toxicidad:
No contiene el opio de la adormidera, aunque es algo venenosa a dosis altas. Su grado de toxicidad es bajo, salvo los frutos que no se deben tomar por su contenido en alcaloides.

AMMI VULGAR
Ammi majus

Botánica:

Planta herbácea aromática de la familia de las Umbelíferas. Crece en lugares áridos y no cultivados. De raíz leñosa, ramas finas y cilíndricas, el tallo alcanza el metro y medio. Las flores agrupadas en umbela son de color amarillo blanquecino.

Recolección:
Florecen entre junio y agosto.

Partes utilizadas:
Se emplean las hojas, semillas y raíces.

Composición:
Kellina, visnagina, kellolglucósido, kellinina.

Usos medicinales:
Vitíligo.

Otros usos:
Anemia, para aumentar la secreción láctea, estimular la diuresis y para las dismenorreas. Expectorante, digestiva y refrescante.

Toxicidad:
No se conoce.

AMLA
Phyllanthus emblica

Árbol caducifolio árbol de la familia Phyllanthaceae. Es conocido por su fruta comestible del mismo nombre.
El árbol es considerado sagrado por los hindúes pues se cree que allí habita el Dios Vishnu.
Madura en otoño, las bayas son cosechadas a mano después de subir a las ramas superiores que llevan los frutos. El sabor es amargo y astringente, y es bastante fibroso. En la India, es

común comerlo en agua salada y chile rojo en polvo para hacer que las frutas amargas sean apetecibles.

Composición
Es una importante fuente dietética de vitamina C, aminoácidos y minerales. También contiene compuestos fenólicos, taninos, ácido phyllembelic, rutina, curcuminoides, y emblicol.

Usos medicinales
Diarrea
Ictericia
Inflamaciones
Varias partes de las plantas muestran propiedades antidiabéticas, hipolipidémicas, antibacterianas, antioxidantes, antiulcerógenas, hepatoprotectoras, gastroprotectoras y quimiopreventivas.

ANAMÚ
Petiveria Alliacea

Botánica:
Conocida también como *Mapurito*, se trata de una planta que crece en la selva amazónica.
Composición:
Taninos, azúcares, saponinas, calcio, azufre e Interferón.
Partes utilizadas:
Toda la planta

Usos medicinales:

Enfermedades víricas y tumorales. Acción bactericida contra gérmenes Gram-positivos y Gram-negativos. Se emplea en los procesos cancerosos, óseos, musculares, nerviosos y endocrinos afectados por bacterias patógenas o virus. Especialmente importante es su empleo en la artritis reumatoide y la hiperplasia endotelial.

Otros usos:
Como analgésico en artritis, en el Parkinson, los tics nerviosos y las parálisis.
La tradición le confiere utilidad como: analgésico, anthelmíntico (parásitos), antibacteriano, antihongos, antipirético, antiespasmódico, antirreumático, diurético, emenagogo, sedante y sudorífico.
Toxicidad:
No administrar a embarazadas por el riesgo de aborto.

ANDROGRAPHIS

Botánica
Andrographis paniculata es una especie que pertenece a las acantáceas. Se la conoce como el Rey de Bitters, y crece en India y Sri Lanka.
Es una hierba erecta anual que crece de 30 a 110 cm de altura, el El tallo cuadrado tiene alas en los ángulos de nuevo crecimiento y se agranda en los nodos, mientras que pequeñas flores blancas con manchas de color rosa-púrpura se llevan en una panícula de extensión.
Composición
Los ingredientes bioactivos son una única molécula llamada diterpeno andrographolide.

Usos medicinales
Cáncer. Han sido estudiados sus efectos contra el cáncer, encontrándose un efecto anti-proliferativo, lo que significa que es capaz de frenar la propagación de las células cancerosas, pero no parece ser capaz de inducir la muerte de células cancerosas.
Aunque es un suplemento prometedor, en la actualidad se utiliza más a menudo para aliviar los síntomas del resfriado común.
Inmunoestimulante. La respuesta inmune específica de antígeno como la inmunogénica no específica, son estimuladas por andrografólido y un extracto etanólico. Inhibe la anafilaxis y estabiliza los mastocitos cutáneos.
Diabetes. Posee una acción hipoglucémica.
Tensión arterial. Posiblemente tiene efecto hipotensor.
Antiinflamatorio. Se ha demostrado su efecto anti-inflamatorio en varios sistemas celulares.
Contraindicaciones
Puede ser abortiva. Puede causar toxicidad en los testículos y el hígado.

ANGÉLICA
Angelica archangelica

Botánica:
Planta que puede alcanzar los 3 metros de altura, con un tallo erecto y gran raíz. Es muy común en los prados húmedos, aunque para su recolección son mejores aquellas plantas que crecen en lugares secos, ya que contienen más principios activos.

Recolección:
Se desentierra a finales de otoño y se seca a la sombra.
Partes utilizadas:
Se emplea la raíz, las flores y las hojas.
Composición:
Aceite esencial, felandreno, angelicina, ácido angélico, cumarina y taninos.

Usos medicinales:
Estomacal y carminativa, y por ello mejora la digestión, elimina los gases y es aperitiva. Tiene efectos favorables contra el insomnio, mejora el enfisema y la insuficiencia respiratoria. Corrige las jaquecas, las dismenorreas y los vómitos. Se emplea en depresiones, neurosis, debilidad nerviosa, estrés, época de exámenes. Como diurética y expectorante.
Toxicidad:
Su grado de toxicidad es bajo. No emplear la esencia en niños por su efecto negativo sobre el sistema nervioso, ni en embarazadas o personas que padezcan tumores. Puede confundirse con la Cicuta, aunque el sabor de esta planta es muy desagradable.
La raíz fresca es tóxica, pero una vez bien seca no ofrece peligro.

Otros usos:
Con esta planta se elaboran los licores Chartreuse y Benedictine. Los baños con agua de angélica son reconfortantes para el sistema nervioso.

ANÍS
Pimpinella anisum

Botánica:
Procedente de Asia, esta planta rebasa los 50 cm de altura y presenta unas minúsculas flores blancas. Necesita sol en abundancia, un suelo fértil y drenado y su plantación solamente es posible con las semillas, las cuales hay que sembrar en hileras y con una separación de 30 cm. Hay que regar abundantemente en tiempo seco. Se la conoce también como *Anís verde.*

Recolección:
 Se coge el fruto ya maduro y seco entre julio y septiembre. Hay que esperar a que las semillas adquieran un color castaño claro y entonces se cortan los tallos, se atan en manojos y se suspenden en un lugar cálido y ventilado. Después, las semillas hay que dejarlas en bandejas una semana más y guardarlas en tarros opacos y cerrados.

Partes utilizadas:
Las semillas

Composición:
Carburos terpénicos, anetol, estragol, cetonas, colina y ácido málico.

Usos medicinales:
Carminativo, digestivo y balsámico, se emplea para mejorar la digestión y eliminar los gases intestinales. Fluidifica la mucosidad bronquial, es diurético y mejora el asma.

Otros usos:
Estimula la producción de leche en mujeres lactantes.

Toxicidad:
No tiene toxicidad, pero su esencia no se debe emplear en niños, ya que en un período superior a siete días puede provocar nerviosismo, entumecimiento y dolores musculares. Por su contenido en estrógenos deben evitar su consumo aquellas personas que tengan patologías dependientes de estas hormonas.

ANÍS ESTRELLADO
Illicium verum

Botánica:
Planta de la familia de las Magnoliáceas, con hojas anchas de verde intenso y frutos en forma de estrella.
Recolección:
Aunque de nombre similar es muy distinta al Anís verde al pertenecer a distinta familia botánica.
Partes utilizadas:
Se emplean los frutos.
Composición:
Anetol, felandreno, dipenteno, limoneno, careno y sesquiterpenos.

Acciones medicinales:
De efectos más fuertes que el anís verde, se le conocen propiedades como carminativo y estomáquico. Su esencia, tomada con moderación, una gota cada vez, nos servirá contra las gastralgias, las dispepsias y las flatulentas. Gripe específica.
Otros usos:
Diarreas y gastroenteritis.

Toxicidad:
No emplear habitualmente en niños pequeños.

APIO
Apium graveolens

Botánica:
Perteneciente a las Umbelíferas, esta planta ha sido considerada desde la antigüedad como una planta sagrada. Su cultivo empezó a generalizarse en Francia en el siglo XVII.
El terreno del trasplante debe ser húmedo y muy fértil, algo pobre en cal. Se siembra en primavera en surcos de 30 cm de profundidad y en hileras simples, echando al final algo de estiércol.
Si preferimos emplear semillas las plantaremos en invierno y si conseguimos al menos 16 grados crecerán en cuatro semanas, pudiéndolas trasplantar al cabo de tres meses. Es necesario regar frecuentemente, abonarle varias veces y atarlos cuando alcanzan los 30 cm de alto para que la tierra no penetre entre los tallos. Si queremos que los tallos sean de color blanco se envuelven las matas con plástico negro. Lo recogeremos en verano.

Recolección:
Durante todo el año.
Partes utilizadas:
Se emplean las raíces, el tallo, las hojas y las semillas.
Composición:
Es rico en minerales como el potasio, magnesio, hierro, azufre, fósforo, manganeso, cobre, aluminio y zinc, además de en vitaminas A, C, E y grupo B. Contiene mucha agua y celulosa, proteínas (1,5 gr), carbohidratos (5 m) y grasas (0,2 m).

El bulbo contiene, además del aceite etéreo, almidón, azúcares, colina, tirosina, glutamina, asparragina y vitaminas B-1 y B-2.

Manitol, azúcares, limoneno y ácido sedanólico en las raíces.

Usos medicinales:

Diurético, afrodisiaco y digestivo. Aunque normalmente se emplea como hortaliza comestible, tomado directamente, en ensalada, o preparando una infusión con las hojas, tiene potentes efectos contra los gases intestinales, la retención urinaria, la prostatitis, los cálculos renales, el reumatismo articular y la gota. Posee un ligero efecto tónico y rejuvenecedor, especialmente en el varón, y tomado antes de las comidas se comporta como un aperitivo. Se le ha encontrado sinergia con el perejil y el espárrago por su efecto diurético potente.

Otros usos:

Externamente se emplea para lavados de garganta y como colirio. El apio crudo baja la tensión arterial y actúa como tónico hepático y estimulante de las suprarrenales. El zumo alivia los dolores de la ciática y puede actuar también para disminuir el apetito.

No pierde sus propiedades curativas cuando se le cuece.

Toxicidad:

No emplear en nefritis, ni en presencia de diabetes.

Puede contraer el útero, por lo que no se debería comer en las últimas semanas de embarazo.

APOCYNUM VENETUM
Luobuma (China) o Rafuma (Japón)

Composición

Apocinina AD, Cimarina, glucósidos, catequinas, quercetina.

Botánica

De la familia Apocynaceae es una planta china que comúnmente se conoce como las adelfas china que tiene un uso tradicional. Debido a su similitud visual con otras especies es necesario distinguirla genéticamente o por el contenido hiperósido

Usos terapéuticos

Tiene un efecto diurético y como consecuencia reduce la tensión arterial.

Más allá de los beneficios cardiovasculares, tradicionalmente ha sido promocionada para promover la longevidad y tratar tanto la nefritis y la neurastenia, aunque la mejor utilidad es la reducción de la presión arterial y la sedación.

El extracto de hoja de Apocynum venetum parece causar efectos inhibidores leves en ambos canales de potasio y sodio en una concentración donde la reducción de la presión arterial es notoria. Esto no depende de la formación de óxido nítrico

Tiene efectos anti-ansiedad, pero a diferencia de las propiedades antidepresivas (asociadas con catecolaminas), estas parecen estar relacionadas con la señalización de GABA y serotonina. Ocurre a dosis más bajas que los efectos antidepresivos.

Interacciones

Puede tener interacción con el Hipérico.

ARÁNDANO (Cranberry)

Vaccinum myrtillus

Botánica:

Se trata de un árbol pequeño de ramas rastreras que abunda de forma silvestre en los bosques del Norte de España. Sus flores alojadas en las axilas de las hojas tienen forma de vesícula, de color verde y rosáceo.

De un tamaño no mayor de 50 cm., muy ramificado con tallos verdes y angulosos, prefiere los suelos ácidos y pedregosos en altitudes incluso superiores a los 2500 metros. Sus flores forman vesículas verdosas o rosáceas y se encuentran en las axilas de las hojas.

Los frutos son unas bayas azules que podemos recoger a principios del verano. Para ello se arrancan las hojas de las ramas estériles sin dañarlas, para evitar su oscurecimiento en el secado. Se ponen a secar en capas finas a la sombra o al sol, mientras que los frutos hay que hacerlo a una temperatura de 45° sin dejar de removerlos.

Recolección:
Se recoge en verano y otoño

Partes utilizadas:
Hojas y los frutos

Composición:
Taninos, glucósido gálico y neomirtilina en las hojas.
Azúcares, inositol, pectina, taninos, carotenos, vitaminas, antocianos en los frutos.

Usos medicinales:
Las hojas son útiles en diarreas y en la diabetes. Los frutos mejoran la agudeza visual, las enfermedades vasculares, las hemorroides y en especial la retinopatía diabética. Se utiliza para mejorar el asma, las jaquecas y como antiséptico de las vías urinarias pues posee efecto bactericida en orina.

En sinergia con la Eufrasia para mejorar la patología ocular.

Otros usos:
Los campesinos que toman habitualmente los frutos del arándano tienen justa fama de tener una visión extraordinaria, incluso en la vejez. También se prepara con sus frutos un delicioso postre y exquisitas mermeladas.

Toxicidad:
Los efectos anticoagulantess pueden aumentarse mediante el consumo de zumo de arándanos, lo que resulta en sangrado y hematomas. Pueden darse náuseas por consumir grandes cantidades de jugo de arándano, aumento de la inflamación del estómago, o formación de cálculos renales de ácido oxálico.

ÁRBOL DEL TÉ
Melaleuca alternifolia

Botánica
Árbol pequeño o arbusto, con hojas estrechas y aromáticas de flores blancas y frutos leñosos en forma de copa.

Usos medicinales
Se emplea el aceite como antiséptico (actúa como bactericida, antifúngico y antiviral) y de interesante usos populares, como antiinflamatorio, desodorante, balsámico, expectorante, cicatrizante, etc.
Heridas: como antiséptico y cicatrizante, puro o diluido, directamente sobre la herida.
Quemaduras leves: después de enjuagar con abundante agua, aplicar unas gotas del aceite.
Acné: Para la higiene diaria de la piel acneica, utilizar un algodón empapado en agua al que añadimos una gota de aceite esencial.

Verrugas: Aplicar sin diluir directamente sobre la verruga, y tapar con una gasa o apósito, mantenerlo así durante la noche, y por el día destapado sin más.

Pie de Atleta: por su acción antimicótica, se aplica con un algodón directamente y combinado con baño de pies en agua caliente a la que se le añaden unas gotas del aceite esencial.

Uñeros: Baños de 20 min en agua caliente con gotas del aceite y aplicar directamente sobre la lesión, 2 veces al día

Hongos (onicomicosis): aplicar el aceite puro sobre la uña, con ayuda de un algodón.

Caspa: Regula la actividad de las glándulas sebáceas del cuero cabelludo y ayuda a combatir la caspa.

Higiene íntima y prurito anal y vaginal: añadir 10 gotas de aceite de árbol de té al agua del bidé.

ARENARIA
Spergularia rubra

Botánica:
Género de plantas Alsináceas con cáliz de cinco sépalos unidos por la base, corola de cinco pétalos enteros, diez estambres, tres pistilos y fruto en cápsula con numerosas semillas. Se encuentra en regiones templadas de altas montañas.

Recolección:
Partes utilizadas:
Se emplean las hojas.

Composición:
Sales minerales, flavonoides, y saponinas.

Usos medicinales:
Como diurética disuelve y elimina los cálculos renales. Es

diurética, antiséptica y sedante de las vías urinarias. Ligeramente hipotensora, elimina el ácido úrico y alivia el reumatismo. Tiene sinergia con el Rompepiedras en la litiasis renal. Aunque presenta similitud con el Rompepiedras, la Arenaria es más eficaz en edemas, cistitis, gota y oligurias.

Otros usos:
Cistitis.

Toxicidad:
No tiene toxicidad.

ARISTOLOQUIA (También **Clemátide**)
Aristoloquia rotunda
Aristoloquia clematitis

Botánica:
Crece en pastizales húmedos, campos abandonados y en viñas de premontaña. Pertenece a la familia de las Aristoloquiáceas y crece hasta los 80 cm. De hojas verdes pecioladas, produce flores hermafroditas con pétalos amarillo verdoso.

Recolección:
Los tubérculos en otoño y las hojas durante la floración.

Partes utilizadas:
Se emplean las hojas y la raíz.

Composición:
Ácido aristolóquico, aceite esencial, vitamina C, clematitina, taninos, pigmentos, aristoloquina.

Usos medicinales:
Tanto esta variedad como la *Aristoloquia clematitis* no se usan por vía oral por su efecto tóxico, limitándose a su uso tópico como cicatrizante. Internamente posee propiedades para congestionar el útero y producir aborto inminente. En

dosis pequeñas puede tener efectos favorables en las amenorreas y la gota, aunque no se recomienda su uso por lo fácil que es intoxicarse. Se utiliza externamente en úlceras de piel, heridas que no cicatrizan, rejuvenecedor cutáneo, llagas y quemaduras.

Otros usos:
En forma de colirio es eficaz en las úlceras corneales, las quemaduras y las irritaciones producidas por el uso prolongado de las lentillas.

Toxicidad:
Su grado de toxicidad es alto por vía oral, especialmente los tubérculos. No emplear en embarazadas por el grave riesgo de aborto y ocasionar mutaciones en el ADN.
Se emplea en homeopatía.

ÁRNICA
Arnica montana

Botánica:
Especie protegida, se hizo popular a finales del siglo pasado por su propiedad de provocar estornudos. Tiene una altura de 30 cm. y sus flores periféricas son de color amarillo anaranjado, creciendo bien en alturas superiores a los 1000 metros en un terreno calizo.

Recolección:
Hay que esperar que florezca, entre junio y agosto, y secar rápidamente a la sombra con una temperatura no superior a los 35° C.

Partes utilizadas:
Se emplean las flores.

Composición:
Contiene tanino, fitosterina, inulina, arnicina, ácido palmítico, flavonoides, ácidos fenólicos, alcoholes terpénicos, betaína, colina y manganeso.

Usos medicinales:
Internamente es estimulante de la circulación, astringente y antiespasmódica. Es eficaz para la insuficiencia cardiaca moderada y severa, la insuficiencia circulatoria en extremidades y los espasmos gástricos. Como estimulante circulatorio tiene la propiedad de actuar con mucha rapidez, aunque hay que ser muy prudente con la dosis. Estimula la función biliar y excita sensiblemente el sistema nervioso. Externamente es antiinflamatoria y antibiótica moderada, es un eficaz remedio contra golpes, contusiones y traumatismos en general, aunque no se puede aplicar cuando hay heridas abiertas o hemorragias.

Baja la inflamación y anula el dolor rápidamente. Tiene sinergia internamente con el Ginkgo Biloba en la insuficiencia cerebral y con el Espino Blanco en la insuficiencia coronaria.

Otros usos:
La raíz seca y pulverizada se ha empleado en la antigüedad para provocar estornudos. Es eficaz en la apoplejía, calcificación vascular, ciática, espasmo cardiaco y abscesos purulentos.

Toxicidad:
Su grado de toxicidad es medio, aunque depende de la dosis. Su uso por vía interna es muy eficaz pero debe ser dirigido por un especialista. Externamente no es tóxica pero en concentraciones altas puede tener un efecto vesicante. Por su

contenido en arnicina, de efectos similares a la estricnina, se recomienda no emplearla frecuentemente por vía interna. Sus efectos secundarios pueden eliminarse con el apio.

ARTEMISA
Artemisia vulgaris

Botánica:
Planta perenne de tallo recto, ramificado en su extremo, se puede encontrar en los arcenes y linderos de caminos, siendo utilizada mucho antes que el lúpulo para fabricar cerveza. Se distribuye por zonas norteñas templadas, en matas de hasta 120 m de altura y en algunos países se la considera una mala planta.
Prefiere un terreno fértil, aunque se adapta a cualquiera y tolera el fuerte sol.

Recolección:
Se cogen las hojas y flores en verano, después de su floración. Se secan a la sombra con calor natural. Para sembrarlas hay que hacerlo en otoño o primavera, mejor en semilleros, debiendo cortar las ramas con podadera en otoño.

Partes utilizadas:
Se emplean las hojas, flores y raíces.

Composición:
Contiene inulina, cineol, eucaliptol, terpenos y artemisa en la esencia.

Usos medicinales:
Es aperitiva, astringente, emenagoga y antibacteriana. Se emplea en la falta de apetito, en las malas digestiones y sobre todo en la amenorrea o los retrasos del período.

En uso externo se emplea en las afecciones reumáticas en forma de cataplasmas.

Otros usos:

Se puede emplear como eficaz insecticida y para preparar licores caseros. Puede dar mal sabor a la leche en las lactantes.

Toxicidad:

Su grado de toxicidad es bajo, aunque está contraindicada en el embarazo, especialmente la esencia, ya que posee un marcado efecto como congestionante uterino. También puede dar lugar a convulsiones, aunque este efecto no se ha encontrado en la infusión de la planta.

ASHWAGANDA
Withania somnífera

Parte utilizada:

Raíz.

Usos medicinales:

Inmunoestimulante, Antiséptico, Antitumoral, Antiestrés, Hepatoprotector, estimulante sexual.

Adaptógeno, Tónico, Sedante, Hipotensor, Anticancerígeno, Antinflamatorio.

Estrés, Nerviosismo e Insomnio. Complemento alimenticio en Esclerosis múltiple y Fibromialgia.

Alzheimer, Anemia, Artritis, Asma, Cáncer (auxiliar), Herpes, disfunción eréctil, colesterol, fiebre, Leucocitosis, estrés, Sífilis.

Fatiga, convalecencia, Anemia, Infertilidad.

Toxicidad:

Media. Puede incrementar los efectos de los barbitúricos.

ASTRÁGALO
Astragalus membranaceus

Botánica:
Especie perenne, de la familia de las alubias y los guisantes, algo leñosa en la base, de gran porte (hasta casi un metro de altura). Las hojas están divididas en numerosos foliolos (entre 10 y 20 pares). Las flores se agrupan (habitualmente más de 20), muy juntas, en cabezas rodeadas de una pilosidad lanosa, blanquecina. Aparece en matorrales instalados sobre terrenos calizos caldeados.

Partes utilizadas:
Hojas.

Composición:
Contiene flavonoides, polisacáridos, saponinas, aminoácidos y minerales, además del principal principio activo conocido como astragalán, un polisacárido que ha demostrado inhibir la replicación de algunos virus.

Usos medicinales:
Intensifica la fagocitosis de los sistemas retículo-endoteliales, estimula la producción natural de interferón por el cuerpo humano y, además, potencia la actividad de este importante inmunomodulador. Aumenta la actividad de los Linfocitos T. Puede disminuir la hiperactividad inmune en pacientes con lupus eritematoso sistémico, esclerosis múltiple y miastenia gravis. Estimula la producción de interferón y mejora la mobilidad de los espermatozoides.

Se recomienda en cualquier enfermedad que cause daños en el sistema linfático, hepático y defensivo en general.

También, y de modo especial, en Cáncer y SIDA. Es la planta más importante para la longevidad, al actuar sobre el acortamiento de los telómeros cromosómicos.

AVENA
Avena sativa

Botánica:
Se trata de un cereal de hasta 150 cm de altura, de tallo recto y que se encuentra en campos e incluso a alturas de hasta 1500 metros. Es originaria de Asia y actualmente la podemos encontrar en toda Europa, tanto cultivada como silvestre. Se recolecta a principios de primavera y finales del verano.
Los granos de la avena están sueltos en un penacho y su cultivo es favorable en climas muy lluviosos.
Se obtienen mediante la trilla de la avena madura y seca, posteriormente cribados en máquinas adecuadas y prensados para dar lugar a los copos de avena.
Solamente existe cultivada en zonas húmedas.

Recolección:
Florece en junio y se recolecta en pleno verano.
Partes utilizadas:
Se emplean las semillas y hojas.
Composición:
Contiene potasio, azufre, fósforo, sílice y proteínas (35%), además de hierro, calcio, magnesio, vitaminas A, B1, B2, PP, E, D y C, así como carotenos. Hay proteínas, glucósidos, enzimas, almidón.
También se encuentran saponinas con efectos antibacterianos, pectinas y ceras.

Almidón, nitrógeno, avenarina, quinona, guanina, colina, hipoxantina, raevulosario.

Usos medicinales:
Es diurética, rejuvenecedora, sedante, refrescante y energética. Se emplea como energético, para calmar los estados ansiosos y para aliviar los trastornos de la menopausia. En menor proporción es empleada en las bronquitis (especialmente cuando el moco contiene sangre) y los edemas. Es laxante suave, tónico nervioso, diurética y ayuda a controlar la hipertensión.
Los copos se emplean con éxito en el tratamiento del colon irritable y son ideales para estómagos sensibles, pacientes desnutridos y como primer alimento después de una operación quirúrgica.
La Avena sativa ha alcanzado ahora gran popularidad por sus efectos notorios en la disfunción eréctil (diez gotas, dos veces al día, debajo de la lengua), así como por sus efectos afrodisiacos en hombres y mujeres. Además contienen compuestos que son a la vez sedantes y calmantes para el cerebro y sistema nervioso
Otros usos:
Con su harina se preparan multitud de cosméticos contra las arrugas y para mantener la lozanía de la piel. También se puede emplear para lavar la piel de los niños y evitar las escoceduras, y en general para aplicarla directamente sobre la piel irritada o con dermatitis. Como jabón se aplica para eliminar la costra láctea.
Ayuda en la cura de desintoxicación por opiáceos y nicotina.
Su harina se emplea con éxito para el baño, especialmente en bebés. Sirve para la preparación de whisky. Para combatir el estreñimiento hay que utilizar la avena cruda, lo mismo que

para combatir el estrés. También se recomienda para combatir el síndrome de la dependencia medicamentosa o de drogas, para limpiar el aparato digestivo y para controlar la actividad hormonal en las mujeres.

Toxicidad:
No tiene toxicidad. Contiene gluten.

AXOCOPAQUE
Gaultheria procumbens "Wintergreen"

Partes utilizadas:
Hojas y tallos.
Usos medicinales:
Analgésico. Antiinflamatorio, Analgésico.
Dolor e inflamación muscular o articular, dolor de cabeza, gota, artritis, reumatismo, ciática, neuralgia trigeminal.
Toxicidad
Baja. No emplear el aceite esencial oral ni tópico. Mismas precauciones que para la aspirina

AZAFRÁN
Crocus sativus

Botánica:
Planta herbácea de la familia de las Iridáceas. Con flores de color lila, violeta o blanco, que salen de entre las hojas y dan filamentos de color anaranjado, terminan en unos frutos que contienen numerosas semillas. Esta planta bulbosa alcanza los 15 cm. de altura y se cultiva en los países mediterráneos, especialmente España.
Recolección:

Entre septiembre y octubre.
Partes utilizadas:
Los estigmas o filamentos.
Composición:
Aglicona, cineol, carotenos y cronósido,

Usos medicinales:
Estimulante, digestiva, aperitiva. También se puede emplear en las amenorreas, el exceso de colesterol, la falta de apetito y el cansancio. Externamente alivia los dolores de dientes y mejora la gingivitis. Se emplea básicamente para elaborar colirios y agua para lavarse los ojos.
En homeopatía tiene utilidad como antihemorrágico y antidepresivo.
Es estimulante, digestivo, aperitivo y también se puede emplear en las amenorreas, el exceso de colesterol, la falta de apetito y el cansancio.
Otros usos:
Con el azafrán se prepara el Láudano y un eficaz analgésico dental.
Toxicidad:
No tiene toxicidad, aunque en dosis altas puede ser abortivo y producir alteraciones renales.

AZAHAR
Ver Naranjo amargo

BACOPA MONNIERI

Botánica:

A la planta Bacopa monnieri también se le conoce con el nombre de "Brahmi" o "Nira-brahmi". Los antiguos textos Ayurvédicos la recomiendan para "rejuvenecer el cerebro" y mejorar las propiedades cognitivas de la mente. Los gurúes de las escuelas religiosas de la antigua India administraban Brahmi a sus discípulos para ayudarlos a memorizar los himnos y textos védicos, y para concentrarse durante la meditación.

Partes usadas:
Hojas y tallos.

A la planta Bacopa monnieri también se le conoce con el nombre de "Brahmi" o "Nira-brahmi". Los antiguos textos Ayurvédicos la recomiendan para "rejuvenecer el cerebro" y mejorar las propiedades cognitivas de la mente. Los gurúes de las escuelas religiosas de la antigua India administraban Brahmi a sus discípulos para ayudarlos a memorizar los himnos y textos védicos, y para concentrarse durante la meditación.

Composición:
Alcaloides, saponinas y esteroles. Muchos de sus componentes activos fueron aislados en la India hace 40 años. Desde entonces han sido identificados otros constituyentes, tales como el ácido betúlico, estigmasterol, beta – sitosterol, al igual que numerosos bacósidos y bacosaponinas.
Los componentes responsables de los efectos cognitivos de *Bacopa monnieri* son los bacósidos A y B.
Los constituyentes bioactivos mayoritarios de la planta son las saponinas triterpenoides tetracíclicas y los bacósidos A &

B (mezcla cristalina de varias saponinas). De todos estos, los Bacósidos A son los predominantes. Otras saponinas incluyen a los bacósidos A1, bacósidos A3, bacopasaponinas A, B, C, D, E & F. Entre los compuestos minoritarios se pueden nombrar: Alcaloides, herpestina y bramina, flavonoides, luteolina-7-glucósido, glucoronil-7-apigenina y glucoronil-7-luteolina, los cuales son fitoesteroles comunes.

Usos medicinales:
Los triterpenoides, saponinas y bacósidos contenidos en *Bacopa monnieri* son las sustancias responsables de estimular la transmisión del impulso neuronal y de reparar las neuronas dañadas. Al potencializar la actividad de varias quinasas, estimulan la síntesis neuronal, mejorando también la neurotransmisión.

La característica primaria del Mal de Alzheimer es la pérdida de actividad colinérgica en el hipocampo. Los bacósidos aumentan la actividad antioxidante en el hipocampo, en la corteza frontal y en el cuerpo estriado o estriatum.

Diversos estudios han mostrado que el extracto de Bacopa monnieri modula la expresión de algunas enzimas involucradas en la generación de los radicales libres del cerebro.

La potencialización de la neurotransmisión colinérgica a través del uso de Bacopa monnieri trae como resultado el mejoramiento de las propiedades cognitivas del cerebro, tales como: memoria, estabilidad, volumen y agudeza de atención, entre otras.

Anti-isquémico

Bacopa monnieri ejerce un potente efecto relajante sobre las arterias pulmonares, la aorta, traquea y masa muscular; probablemente mediado por la inhibición del flujo intracelular de calcio a través de la membrana celular.

Antiinflamatorio

Existen estudios que determinan que *Bacopa monnieri* estabiliza las células cebadas *in vitro*. Posee también acción antiinflamatoria al inhibir la síntesis de prostaglandinas y estabilizar la membrana lisosomal.

Anticonvulsivo

Aunque Bacopa monnieri siempre ha sido recomendada para el tratamiento de convulsiones, algunos estudios recientes muestran que sólo se logra un efecto significativo mediante el uso de dosis muy altas y durante períodos prolongados. Aún así, los bacósidos pueden ser administrados junto con los fármacos anticonvulsivos para potenciar sus efectos y evitar la polipragmasia y la aplicación de dosis muy altas de algunos fármacos anticonvulsivos potencialmente tóxicos.

Antialérgico

Los bacósidos de Bacopa monnieri estabilizan las membranas de los gránulos heparínicos de las células cebadas y de los granulocitos basófilos circulantes de la sangre, inhibiendo las reacciones atópicas. La habilidad de Bacopa monnieri de estabilizar las membranas es comparable a la del fármaco cromoglicato de sodio.

Anticancerígeno

Algunos trabajos in vitro sugieren un efecto anticancerígeno, debido probablemente a la inhibición de la replicación del ADN en las líneas de las células malignas.

Broncolítico

Estudios en animales han demostrado que los extractos de Bacopa monnieri controlan el bronco espasmo químicamente inducido, posiblemente bloqueando los canales de calcio y estabilizando los gránulos de las células cebadas. Estas propiedades justifican el uso de Bacopa monnieri en el tratamiento del asma bronquial.

Tiroideo-estimulante

Mediante algunos experimentos se descubrió que los extractos de Bacopa monnieri aumentan en 41% las concentraciones de tiroxina, mientras los niveles de T3 no varían, lo cual sugiere que los bacósidos funcionan directamente a nivel de tiroides, estimulando la síntesis y/o liberando T4 sin alterar la conversión de T4 en T3. Estos estudios confirman que la planta ejerce un efecto estimulante sobre la glándula tiroidea. Sin embargo, cabe aclarar que en el estudio las dosis eran muy altas. Las dosis comunes (200–400 mg diariamente) no ejercen un efecto tiroideo estimulante notable, pero es necesario tomarlo en consideración en personas con patologías relacionadas con la tiroides.

Antiestrés

En las últimas décadas se ha reportado amplia información sobre la evidencia de alteraciones moleculares neuroquímicas en el tejido nervioso, endocrino e inmune, causadas por estrés. Se ha hecho énfasis en el papel que cumple el eje "hipotálamo – hipófisis – glándulas suprarrenales" en la respuesta a situaciones psicotraumáticas crónicas y agudas. Aunque los cambios inducidos por estrés tienden a auto limitarse, la exposición prolongada a niveles que sobrepasan el límite de resistencia individual, puede traer como consecuencia condiciones patológicas irreversibles.

En casos de estrés agudo, el pre-tratamiento con *Bacopa monnieri* redujo significativamente el índice de úlceras, el peso de la glándula adrenal y los niveles de creatinquinasa.

Bacopa monnieri ayuda a atenuar las consecuencias somáticas del estrés y a mejorar la adaptación a situaciones psico y físico traumáticas relevantes.

En concreto:
A la planta *Bacopa monnieri* también se le conoce con el nombre de "Brahmi" o "Nira-brahmi". Los antiguos textos Ayurvédicos la recomiendan para "rejuvenecer el cerebro" y mejorar las propiedades cognitivas. Los gurúes de las escuelas religiosas de la antigua India administraban Brahmi a sus discípulos para ayudarlos a memorizar los himnos y textos védicos, y para concentrarse durante la meditación.

Composición:
Los componentes responsables de los efectos farmacológicos de Bacopa monnieri son: Bacósido A3, alcaloides, saponinas y esteroles. Muchos de sus componentes activos fueron aislados en la India hace 40 años. Desde entonces han sido identificados otros constituyentes, tales como el ácido betúlico, estigmasterol, beta – sitosterol, al igual que numerosos bacósidos y bacosaponinas.

Las saponinas triterpenoides tipo dammarano clasificadas como pseudojujubogenin y glucósidos jujubogenin, se presentan como parte de los componentes activos de esta planta.

Estudios
Muchos estudios han demostrado que la hierba tiene un efecto beneficioso sobre la mente y la memoria. También

ayuda en el rendimiento cognitivo, la ansiedad y la depresión en las personas mayores.

El estudio fue un ensayo aleatorizado, doble ciego, controlado con placebo durante 12 semanas en pacientes mayores de mayores de 65 años (media 73 años), sin signos clínicos de demencia. Todos recibieron 300 mg / día o una tableta de placebo similar por vía oral. El control de línea de base sobre el déficit cognitivo, incluyó prueba de orientación, memoria, concentración y lenguaje verbal. Los resultados fueron significativos, con el grupo que había recibido Bacopa una mejora importante, mientras que el grupo de placebo no obtuvo cambios. También se encontraron mejoras en la depresión, ansiedad y frecuencia cardiaca.

La dosis se toleró bien con pocos efectos secundarios, principalmente sin malestar estomacal. Este estudio proporciona evidencia adicional de que el extracto de Bacopa monnieri estandarizado tiene potencial para mejorar de forma segura el rendimiento cognitivo en el envejecimiento.

El modo de acción de los efectos protectores de células cerebrales se debe a los antioxidantes que inhiben el estrés oxidativo neuronal y las actividades inhibidoras de la acetilcolinesterasa.

Interacciones

La bacopa podría interactuar acumulativamente con medicamentos bloqueadores del calcio y afectar negativamente las enzimas del citocromo P450, así como aumentar las hormonas tiroideas.

Cuando se ingiere de manera concomitante con la fenitoina, la bacopa podría revertir el deterioro cognitivo producido por la fenitoina.

Según la evidencia:

La Bacopa monnieri puede ser capaz de aumentar la memoria por la enzima triptófano hidroxilasa (TPH2) y el aumento de la expresión del transportador de serotonina (SERT).

La acción se produce en las áreas del cerebro involucradas con la memoria, como el hipocampo y la amígdala basolateral. Estos cambios coinciden con el aumento de la memoria que se ve en los estudios con humanos, donde el uso después de 2 semanas implica la mejora dendrítica como una explicación probable para la mejora de la memoria.

La Bacopa, en personas sanas, ha tenido éxito en afectar beneficiosamente la retención de la información aprendida. Puede ser capaz de aumentar la codificación de la información a corto plazo, mejorando también la velocidad de retención. Con 300 mg al día mejora la memoria, el aprendizaje verbal y la memoria diferida. También es útil en niños de 6-12 años con TDAH, aunque es más eficaz complementándola con hierbas como Melisa, Centella asiática, Ashwagandha y Espirulina.

Parece ser eficaz para reducir los efectos bioquímicos del estrés, asegurando su condición de adaptógeno.

Es efectiva en la reducción de los efectos oxidativos y adversos de los minerales en el cerebro, específicamente sobrecarga de hierro y mercurio, protegiendo del daño neuronal.

Reduce la inflamación neuronal asociada con el envejecimiento durante un período de tres meses, y puede ejercer un efecto neurológico anti-envejecimiento.

Las personas mayores de 65 años experimentaron una disminución de la ansiedad y la depresión en un estudio doble ciego.

Tiene efecto anti-fertilidad posible a través de obstaculizar la función del esperma y el conteo, pero no influye en la testosterona o la libido.

La Bacopa monnieri, es más efectiva junto a la cúrcuma, té verde, ashawagandha, y cardo mariano.

Efectos Secundarios y Contraindicaciones
Reduce la toxicidad de la morfina y de la fenitoína. Además, se ha notado que *Bacopa monnieri* puede causar un efecto sedativo leve, por ende, es recomendable tener precaución en el uso concomitante de los extractos de *Bacopa monnieri* con otros fármacos. También hay que tomar en consideración que *Bacopa monnieri* estimula la actividad de T4, por lo que puede potenciar la acción de los fármacos tiroideo estimulantes y disminuir la acción de los fármacos tiroideo supresantes.

BARDANA
Arctium lappa

Botánica:
Planta de la familia de las Compuestas, de raíz robusta, tallo ramoso y hojas anchas y rugosas. De flores purpúreas, en cuyas cabezuelas está encerrado un involucro provisto de brácteas ganchudas que le permiten pegarse al pelo de los animales. Se encuentra en lugares áridos no cultivados.
Recolección:
En pleno verano.
Partes utilizadas:
Se emplean las raíces.

Composición:

Tiene polienos, ácidos alcoholes, taninos e inulina, además de un principio antibiótico eficaz contra el estafilococo dorado en la raíz. Las hojas, artiopicrina, calcio y magnesio.

Usos medicinales:
Antidiabética, depurativa y antibiótica. Es uno de los mejores depurativos que existen, pudiéndose emplear indistintamente por vía oral o tópica con el mismo éxito. Es eficaz, por tanto, en el acné, dermatosis, vitíligo, psoriasis, caída del cabello y como antibiótica en la mayoría de las infecciones, aunque de manera especial en amigdalitis y sarampión. Tiene igualmente propiedades insuperables contra la gota, la eliminación del ácido úrico y la diabetes. Se le atribuyen propiedades antitumorales dignas de ser tenidas en cuenta. Produce un aumento benéfico de la sudación y es eficaz en las enfermedades febriles. Externamente es el tratamiento de elección en las dermatosis, forúnculos, ántrax, alopecia, caspa, hongos, infecciones vaginales y lavado de heridas infectadas.

Otros usos:
Su sinergia se encuentra con la Fumaria en los tratamientos depurativos y con la Equinácea en las heridas y las enfermedades infecciosas.
La raíz cocida es comestible y nutritiva.
Toxicidad:
No tiene, aunque hay que tener en cuenta su efecto hipoglucemiante.

BERRO
Nasturtium officinale

Botánica:
Planta de la familia de las crucíferas de hasta 80 cm. de altura, con hojas de bordes lisos o dentados. Se encuentra en aguas dulces poco profundas, corrientes o estancadas, aunque deben estar limpias.
Recolección:
Florece de marzo a julio.
Partes utilizadas:
Se consumen las hojas en forma de ensalada.
Composición:
Además de sodio, yodo, hierro, fósforo, calcio, azufre, vitaminas E, B2 y PP, es rico en vitaminas A, C y D.
También enzimas, gluconasturtósido y una esencia.
Usos medicinales:
Diurético y aperitivo. Es una hierba muy nutritiva que, además, abre el apetito y estimula la secreción de los jugos gástricos. Posee un débil efecto para bajar el azúcar de la sangre, ayuda a eliminar los parásitos intestinales, es un moderado diurético y hay quien lo emplea para mejorar las bronquitis. Impide la formación de piedras vesiculares y renales, mejora el reumatismo, baja la fiebre y provoca sudor, siendo por estos motivos muy útil como alimento en la gripe.
Es buen antiescorbútico y antianémico y últimamente se le han encontrado efectos contra el cáncer, aunque no confirmados. Externamente podemos emplear su jugo contra la caída del cabello, curar llagas, forúnculos, ántrax y para aliviar la piel quemada por el sol. Comiendo hojas crudas reforzaremos las encías.
Otros usos:
Su sinergia se da con la lechuga y la achicoria. Es importante no confundirlo con la *Berraza,* una variedad venenosa que ha causado no pocos envenenamientos. Las hojas del berro

tienen un sabor que nos recuerda a la mostaza, aunque hay que limpiarlas profundamente antes de comerlas ya que en ellas suelen anidar parásitos. No es aconsejable comerlo cocido porque se pierden sus cualidades.

Toxicidad:
Su grado de toxicidad es bajo, pero es necesario recolectar los tallos antes de que florezcan, ya que las flores y sus frutos son venenosos. No consumirlo las embarazadas, pues en cantidades elevadas puede provocar el aborto.

BETÓNICA
Stachys officinalis

Botánica:
Pertenece a la familia de las Labiadas. Tiene hojas largas y ovales y el tallo termina en flores de color púrpura. Vegeta en lugares sombreados y frescos.

Recolección:
En pleno verano.

Partes utilizadas:
Se emplean las hojas.

Composición:
Lactonas, ácidos fenólicos, taninos y betaína,

Usos medicinales:
Es purgante, provoca el vómito y tiene efecto expectorante, contribuyendo a bajar la fiebre. Es utilizada en infecciones de vías respiratorias que cursen con mucosidad.
Eficaz en dolores de cabeza, jaquecas y vértigos, sinusitis y enfriamientos. Utilizar poca cantidad de planta en las infusiones porque puede aumentar el deseo del vómito.

Externamente es adecuada para lavar heridas, llagas y úlceras varicosas.

Otros usos:
La raíz pulverizada y seca es eficaz para producir estornudos. Controla la excesiva sudación
Toxicidad:
No se conoce.

BISTORTA
Polygonum bistorta
Botánica:
Planta perenne de rizoma grueso y sinuoso. Pertenece a las Poligonáceas, es de tallo erguido y rematado por una espiga de flores color rosa.
Recolección:
En otoño, después de la floración.
Partes utilizadas:
Se emplean las raíces.

Composición:
Contiene taninos en el rizoma. Es muy rica en vitaminas, glucosa, almidón, oxalato cálcico, parabina y un colorante rojo.

Usos medicinales:
Es vulneraria, astringente y tónica. Su mejor utilidad es como antidiarreica potente y antihemorrágica. Es eficaz en la disentería, leucorreas, uretritis, hemorroides y para evitar abortos espontáneos. Para este efecto se puede emplear moderadamente unos días antes del parto o cuando exista

riesgo de parto prematuro, aunque hay quien la emplea aplicándola sobre el vientre y no ingiriéndola.

Otros usos:
Externamente también funciona como antihemorrágica, astringente y antiséptica en el lavado de boca, hemorroides, fístulas y heridas.

Toxicidad:
No tiene toxicidad.

BOJ
Buxus sempervirens

Botánica:
Se le conoce también como *Alarquez*. El Boj es un arbusto siempre verde de cuatro metros de altura. Tiene hojas aovadas y espesas. Crece espontáneo en los jardines.

Recolección:
Florece entre marzo y abril.

Partes utilizadas:
Se emplean las hojas y la corteza.

Composición:
Alcaloides (buxina), aceite esencial y taninos.

Usos medicinales:
Es antirreumática, antifebril, colagoga, cardiotónica y laxante. Se emplea como depurativa en casos de reumatismo articular, en las disfunciones biliares y el estreñimiento. Se puede emplear para sustituir el lúpulo en la elaboración de la cerveza y como sustituto de la quinina en el tratamiento de la malaria. También como anestésico local y en homeopatía como antirreumático.

Otros usos:
Con su madera se fabrican tallas, grabados y diversas manualidades, así como mangos para herramientas. Sus hojas recolectadas mediante desmoche moderado, poseen sabor amargo y también se puede emplear externamente para poner compresas o realizar baños calientes en afecciones reumáticas. No hay que aumentar la dosis prescrita.

Toxicidad:
Su grado de toxicidad es medio, más que nada porque la presencia de alcaloides implica prudencia. Se han dado casos aislados de trastornos respiratorios y nerviosos, por lo que no se recomienda en niños, hipotensos y embarazadas.

BOLDO
Peumus boldus

Botánica:
Árbol siempre verde, de la familia de las Monimiáceas. Puede alcanzar los ocho metros de altura, tiene hojas aromáticas, aovadas y elípticas, recubiertas de pelos verrugosos.
Recolección:
Recoger las hojas verdes y secarlas a la sombra a una temperatura no superior a 40° C.
Partes utilizadas:
Las hojas
Composición:
Flavonoides, alcaloides y eucaliptol.

Usos medicinales:
Colagogo, colerético, digestivo. Se emplea como eficaz colagogo en las disfunciones biliares. Tiene efectos diuréticos, es energizante y restaurador general. Mejora la cistitis y ayuda a eliminar parásitos intestinales.
Otros usos:
A dosis elevadas es anestésico e hipnótico.
Toxicidad:
No tiene toxicidad, pero no se debe emplear en el embarazo ni la lactancia. Su consumo prolongado puede irritar la mucosa gástrica.

BOLSA DE PASTOR (Pan y quesillo)
Capsella bursa-pastoris

Botánica:
Se le conoce también como *Alquequenje, Jaramago blanco o Bolsa de Dama.* Es una planta anual de la familia de las Crucíferas que vegeta en los bosques y laderas de caminos, preferentemente a la sombra. Las flores son pequeñas, blancas y agrupadas en racimos.
Recolección:
Desde marzo hasta diciembre.
Partes utilizadas:
Se emplean las hojas.
Composición:
Histamina, ácido fumárico, flavonoides, colina, tiramina, taninos y saponina.

Usos medicinales:
Es antihemorrágica, hipertensora, emenagoga y cicatrizante. Es uno de los mejores antihemorrágicos conocidos, inclusive

localmente. Actúa en metrorragias, heridas y pérdidas de sangre internas, así como en varices, hemorroides y flebitis. Controla los desarreglos menstruales, las fiebres intermitentes y se le han encontrado efectos como antitumoral. Externamente es eficaz en las heridas sangrantes y como colirio puede detener las hemorragias oculares y nasales. Su sinergia se da con el Hidrastis en las metrorragias y los tumores vaginales.

Otros usos:
Puede consumirse como alimento. Posee moderados efectos como diurética, estimulante del metabolismo y depurativa, así como cardiotónica.

Toxicidad:
No tiene toxicidad, pero aplicar con moderación en hipertensos o en enfermos con antecedentes coronarios.

BORRAJA
Borago officinalis

Botánica:
De la familia de las Borragináceas, crece silvestre o cultivada y alcanza los 40 cm. Está recubierta de una pelusilla áspera, dura y blanquecina. Las hojas son igualmente ásperas y las flores de color azul y en ocasiones rojas.

Recolección:
La floración es en verano.
Partes utilizadas:
Se emplean las flores y las hojas.

Composición:

Contiene en abundancia calcio, sílice, potasio, mucílagos, resinas y antocianos. La presencia de alcaloides pirrilizidínicos y prostaglandinas le da un interés especial en medicina. También posee alantoína y nitrato potásico. Las semillas contienen ácidos grasos oleico, gamma linoleico, linolénico (GLA) y palmítico.

Usos medicinales:
Es depurativa, emoliente, expectorante, diurética y rejuvenecedora. La presencia abundante de ácidos esenciales en sus semillas hace que su uso haya aumentado sensiblemente en el mundo entero. Se emplean, por tanto, en dismenorreas, esclerosis múltiple, piel seca, trastornos menstruales, menopausia, reguladora hormonal, estimulante del metabolismo, para disminuir el colesterol y como estimulante de las defensas. También para los quistes benignos de mama y la artritis reumatoide. Las hojas son antiinflamatorias, balsámicas y tienen propiedades diuréticas y sudoríficas, pudiéndose emplear en afecciones gripales y catarrales. Se pueden comer como verdura cocida. Externamente las hojas se emplean para curar heridas y pieles irritadas por su contenido en alantoína.

Otros usos:
Las flores tiñen de azul. Con la infusión se prepara una bebida refrescante.

Toxicidad:
No tiene toxicidad, y su sinergia se da con las semillas de prímula. Por su efecto favorecedor en la producción de adrenalina, así como por su acción antigonadotropa, debe emplearse adecuadamente en afecciones dependientes de estas hormonas.

BOSWELLIA
Boswellia commiphora

Partes utilizadas:
Goma oleorresina.
Efectos:
Diurético, Antinflamatorio. Astringente.
Usos medicinales:
Artritis, Bursitis, Colitis, Enfermedad de Crohn´s, Hepatitis. Artritis reumatoide, Colitis, Asma bronquial, Bronquitis crónica, Enfermedad de Crohn. Gingivitis, Garganta Irritada, Artritis Reumatoide, Colitis Ulcerosa, Psoriasis.
Toxicidad:
Baja

BREZO
Calluna vulgaris

Botánica:
Arbusto de pequeñas ramificaciones, con hojas muy pequeñas, que se desarrolla con facilidad en verano al borde de caminos boscosos y sus diminutas flores tienen un color violáceo-blanco.
Recolección:
Se recolecta a finales del verano y necesita un terreno ácido y cierta dificultad para enraizar. De ser así, sus largas raíces son muy apreciadas para fabricar pipas.
Partes utilizadas:
Se emplean las sumidades floridas.
Composición:
Ericina, ericinol, quercetina, arbutina, taninos y leucocianidol.

Acciones medicinales:
Es diurética y antiséptica de las vías urinarias. Tiene buenas aplicaciones en cistitis, oliguria (poca orina), edemas, gota, litiasis renal, reumatismo, albuminuria e inflamación de vías urinarias y próstata.

En uso externo nos servirá contra los sabañones y las varices superficiales, así como linimento para mejorar la artritis y el reuma. Tiene las mismas aplicaciones que la Brecina.

Otros usos:
Se emplea como sustituto del lúpulo en la elaboración de cerveza y como colorante. Con sus ramificaciones se hacen escobas y con las raíces pipas.
Es una planta estupenda para las abejas, aunque también sirve para alimentar a las ovejas. En polvo provoca estornudos de manera similar al árnica.

Toxicidad:
No se conoce.

CAFÉ VERDE
Café sin tostar

Se vende a partir de las semillas de café (frijoles) del fruto Coffea que aún no han sido tostadas. En el proceso del tostado de los granos de café se reducen las cantidades de ácido clorogénico. Por lo tanto, los granos de café verde tienen un nivel más alto de ácido clorogénico en comparación con los granos de café tostados. Se cree que el ácido clorogénico en el café verde tiene beneficios para la salud.

Usos medicinales
Se trata de una bebida ideal para la dieta de personas con diabetes tipo 2, ya que ayuda en la regulación de los niveles de azúcar en la sangre.

Al igual que el café negro, el café verde es una bebida depurativa y diurética, ayudando en la prevención de la formación de cálculos biliares.

No obstante, uno de sus beneficios más importantes y populares es su virtud para ayudar en la pérdida de peso. Reduce la sensación de hambre al saciar el apetito, transformando las grasas en energía y aumentando la actividad lipolítica encargada de la regulación de las grasas.

Posee un efecto antioxidante gracias a su contenido en polifenoles, ayudando a combatir el envejecimiento y a reducir los efectos negativos de la acción de los radicales libres.

Ejerce una acción drenante que favorece la eliminación de la celulitis, al eliminar la grasa y líquidos acumulados.

Ayuda a reducir la sensación de cansancio y refuerza la memoria.

Tiene efectos favorables en la enfermedad de Alzheimer y las infecciones bacterianas.

En la insuficiencia renal leve, contribuye a bajar la presión arterial.

Contraindicaciones
Las propias de la cafeína.

CALABAZA
Cucurbita

Botánica:

Pertenece a la familia de las Cucurbitáceas y posee un tallo flexible, trepador o rastrero, cubierto de pelos ásperos. Las hojas son grandes, pelosas y las flores de color anaranjado.

Recolección:
En otoño

Partes utilizadas:
Se emplean las semillas grisáceas encerradas en pieles blancas.

Composición:
Leucina, vitaminas, minerales, cucurbitina, pepósido, ácido cucúrbico, tirosina y taninos.

Usos medicinales:
Antihelmíntica, emoliente y diurética. Se emplea con gran éxito en la prostatitis, adenoma prostático y para eliminar los parásitos intestinales. También para mejorar la agudeza visual y algo menos como diurético suave. Se le han encontrado buenos efectos en carcinomas de uretra y próstata.

Otros usos:
La calabaza completa es un buen refresco en épocas veraniegas, con suave efecto laxante y diurético, aportando pocas calorías. Con las flores se prepara una infusión tónica no excitante.

Toxicidad:
No tiene toxicidad.

CALAGUALA
Polypodium leucotomos, Polipodium calaguala

Botánica:

Helecho de la familia de las Papilonáceas, originaria de Perú. Hojas rastreras, ensiformes, lisas de unos 8 cm. de longitud. Raíz rastrera y dura de color verde.

Recolección:
En verano y otoño
Partes utilizadas:
Se emplea la raíz.
Composición:
Polipodina, calagualina, taninos y aceites.

Usos medicinales:
Depurativa. Es muy eficaz en psoriasis, vitíligo y dermatosis. Tiene efectos depurativos, estimula el sudor, calma los espasmos digestivos y el ligeramente tranquilizante. Su sinergia se da con la Bardana.
Se le atribuyen propiedades contra el cáncer, para estimular los linfocitos T, como antiinflamatorio, para el herpes y la intolerancia a la leche.
Otros usos:
Antiespasmódica y tranquilizante. Internamente se recomienda para lavados vaginales.
Toxicidad:
No tiene toxicidad.

CALÉNDULA
Calendula officinalis

Botánica:
Pertenece a la familia de las Compuestas y la encontramos en terrenos áridos y en las laderas de los caminos. Las flores son amarillas y radiadas, aunque de olor desagradable.

Recolección:
Florece en invierno hasta la primavera.
Partes utilizadas:
Se emplean las flores y las hojas frescas, puesto que secas ya no tienen propiedades.
Composición:
Contiene flavonoides, aceite esencial, ácido salicílico, carotenos, saponina, resina, calendina, lactonas terpénicas y alcoholes.

Usos medicinales:
Tiene efectos coleréticos, provoca sudor y estimula los ovarios. Se usa especialmente para regular la función ovárica, tanto por exceso como por déficit, aliviando también las menstruaciones dolorosas. Aumenta la producción de bilis, mejora las digestiones de las grasas, cura las úlceras gástricas y posee efectos antiespasmódicos. Tiene acciones antitumorales, especialmente en la mujer. Externamente tiene amplios usos en enfermedades de piel, así como para mejorar la belleza y la tersura. Se emplea para lavar abscesos, eliminar verrugas, en el acné, la tiña y las úlceras varicosas. También contra la caída del cabello, los sabañones y las úlceras varicosas.
Otros usos:
Con las flores se da color a postres y comidas, sustituyendo en ocasiones al azafrán. La savia que contiene el tallo se emplea para tratar directamente las verrugas y los callos e incluso para casos de traumatismos.
Es adecuada en las mamas dolorosas y como colutorio para las caries.
Toxicidad:
No tiene toxicidad

CANELA
Cinnamomum ceylanicum

Botánica:
Procede del árbol natural de Sri Lanka, aunque también se utiliza el Laurus cassia chino, bastante menos valioso. Se extrae de la corteza de las ramas jóvenes del canelo, planta utilizada ampliamente por los chinos, quienes la consideraban como oro. También era empleada por los egipcios para embalsamar las momias, mientras que Moisés elaboraba con ella el óleo santo.

El árbol pertenece a la familia de las Lauráceas, tiene hasta 10 m de altura, hojas grandes y ovaladas y flores blancas y amarillas. Se desarrolla en Sri Lanka, India, Madagascar y Sudamérica.

Recolección:
Se obtiene por destilación al vapor de las hojas y cortezas del árbol.

Partes utilizadas:
Se emplea la corteza.

Composición:
Taninos, mucílagos y un aceite esencial con pineno, cineol, linalol y eugenol, terpenos, oxalato cálcico y almidón.

Usos medicinales:
Estimulante general, antiséptico, antiespasmódica y afrodisíaca. En atonías gástricas, flatulencias y meteorismos. En cansancios, mal aliento y menstruaciones irregulares. Mejora las digestiones pesadas, la flatulencia y la úlcera gastroduodenal.

Otros usos:
Como estimulante sexual en la mujer.

Toxicidad:
No tiene, aunque la esencia no se debe emplear en embarazadas o niños pequeños.
El aceite de canela puede causar escozor en la piel y es tóxico si se ingiere.

CÁÑAMO (Semillas)
Cannabis sativa

De la misma especie que la marihuana, sin embargo, sólo posee pequeñas cantidades de THC, el compuesto que causa los efectos psicoactivos de la marihuana.
Se pueden consumir crudas, cocidas o asadas.
Composición:
Las semillas de cáñamo son excepcionalmente nutritivas y ricas en grasas saludables, proteínas y minerales diversos.
Contienen más del 30% de grasa, siendo excepcionalmente ricas en dos ácidos grasos esenciales, el ácido linoleico (omega-6) y el ácido alfa-linolénico (omega-3). También contienen ácido gamma-linolénico, que se ha relacionado con varios beneficios para la salud y que está presente igualmente en la onagra.
Tiene una relación ideal de 3:1 de omega-6 linoleico y ácido Omega-3 ácido linolénico.
Es la mayor fuente botánica en la naturaleza de ácidos grasos esenciales, en más cantidad que la linaza o cualquier otro aceite de nuez o semilla. La fuente más rica conocida de ácidos grasos poliinsaturados esenciales.
El 25% de su composición son proteínas de alta calidad.
Posee 20 aminoácidos, incluyendo los 9 aminoácidos esenciales (AAE) que nuestro cuerpo no puede producir.

Son también una gran fuente de vitamina E y minerales como el fósforo, potasio, sodio, magnesio, azufre, calcio, hierro y zinc.

Es una fuente superior de proteína vegetariana considerada fácilmente digerible y biodisponible.

Sin embargo, todavía hay un estigma debido a la idea desde hace mucho tiempo mantenida que el cáñamo y la marihuana son una misma cosa. Por eso el cáñamo es clasificado con la marihuana como parte de la Ley de Sustancias Controladas de 1970 y por tanto es ilegal cultivarlo en los Estados Unidos.

Propiedades terapéuticas:

Pueden reducir el riesgo de enfermedad cardíaca, la principal causa de muerte en todo el mundo. En ese sentido, sus efectos beneficiosos se deben a que contienen altas cantidades del aminoácido arginina, que se utiliza para producir óxido nítrico en el cuerpo, una molécula de gas que hace que los vasos sanguíneos se dilaten y relajen, lo que lleva a bajar la presión sanguínea y un menor riesgo de enfermedades del corazón.

En un gran estudio con más de 13.000 personas, el aumento de la ingesta de arginina estaba vinculado con una disminución de los niveles de proteína C-reactiva (CRP), un marcador inflamatorio relacionado con las enfermedades del corazón.

El ácido gamma-linolénico que se encuentra en las semillas de cáñamo también se ha relacionado con la reducción de la inflamación, lo que puede disminuir el riesgo de enfermedades como las cardiopatías. Además, estudios en animales han demostrado que las semillas de cáñamo o aceite de semilla de cáñamo pueden reducir la presión arterial, disminuir el riesgo de formación de coágulos de sangre y ayudar al corazón a recuperarse después de un ataque al corazón.

Trastornos de la piel

Los ácidos grasos pueden afectar a la respuesta inmune en el cuerpo y esto puede tener algo que ver con el equilibrio de los ácidos grasos omega 6 y 3, que se encuentran en las semillas en una proporción de 3:1 de ácidos grasos omega-6 y omega-3, que se considera el rango óptimo.

Los estudios han demostrado que la administración de este aceite a las personas con eccema puede mejorar los niveles en sangre de ácidos grasos esenciales y así aliviar la sequedad de la piel, mejorar la picazón y reducir la necesidad de medicación.

Proteínas vegetales

Alrededor del 25% de las calorías en las semillas de cáñamo provienen de las proteínas, que es relativamente alta. De hecho, en peso, proporcionan cantidades de proteínas similares a la carne de res y de cordero. 30 gramos de semillas o 2-3 cucharadas, proporcionan aproximadamente 11 gramos de proteína.

Se les considera una proteína completa, lo que significa que proporcionan todos los aminoácidos esenciales. Estos aminoácidos no se producen en el cuerpo y deben ser conseguidos en la dieta.

Las fuentes de proteínas completas son muy raras en el reino vegetal, pues las plantas a menudo carecen del aminoácido lisina. La quinoa es otro ejemplo de una fuente de proteína completa.

También contienen cantidades significativas de los aminoácidos metionina y cisteína, así como niveles muy altos de arginina y ácido glutámico.

La digestibilidad de la proteína de cáñamo también es muy buena -mejor que la proteína de muchos granos, nueces y legumbres.

Síntomas de la menopausia

Las semillas de cáñamo pueden reducir los síntomas del síndrome premenstrual y la menopausia. Hasta un 80% de mujeres en edad reproductiva pueden sufrir de síntomas físicos o emocionales causados por el síndrome premenstrual (SPM). Estos síntomas son muy probablemente causados por la sensibilidad a la hormona prolactina.

El ácido gamma-linoleico (GLA), que se encuentra en las semillas de cáñamo, produce prostaglandina E1, lo que reduce los efectos de la prolactina.

En un estudio de mujeres con SPM, aportando un gramo de ácidos grasos esenciales (incluyendo 210 mg de GLA) por día, dio como resultado una disminución significativa en los síntomas.

Debido a que las semillas de cáñamo son ricas en GLA, varios estudios han indicado que también pueden ayudar a reducir los síntomas de la menopausia.

Digestión

La fibra es una parte esencial de la dieta y se vincula con una mejor salud digestiva y estas semillas contienen fibra soluble (20%) e insoluble (80%).

Son una valiosa fuente de nutrientes para las bacterias beneficiosas del aparato digestivo, y también puede reducir los picos de azúcar en la sangre y regular los niveles de colesterol.

La fibra insoluble agrega volumen a la materia fecal y puede ayudar a que los alimentos y los residuos pasen a través del intestino. El consumo de fibra insoluble también se ha relacionado con un menor riesgo de diabetes.

Sin embargo, las semillas de cáñamo sin cáscara (también conocidas como los corazones de cáñamo) contienen muy poca fibra, debido a que la cáscara rica en fibra se ha eliminado.

Conclusiones

Aunque las semillas de cáñamo no han sido populares hasta hace poco, son un viejo alimento básico y las personas se están dando cuenta de su excelente valor nutricional, pues son muy ricas en grasas saludables, proteínas de alta calidad y varios minerales, con un alto porcentaje de proteínas simples que fortalecen la inmunidad y nos defienden de las toxinas.

Sin embargo, las cáscaras de las semillas pueden contener trazas de THC (<0,3%), el compuesto activo de la marihuana. Las personas que han sido adictas al cannabis pueden querer evitar su consumo en cualquier forma.

Comer semillas de cáñamo en cualquier forma podría ayudar, si no es que curar, a las personas que sufren de enfermedades de inmunodeficiencia. Esta conclusión es apoyada por el hecho de que las semillas de cáñamo han sido utilizadas para tratar las deficiencias nutricionales causadas por la tuberculosis.

La mejor manera de asegurar que el cuerpo tenga suficiente material de aminoácidos para hacer las globulinas, es comer alimentos con alto contenido en proteínas de globulina. Dado que la proteína de la semilla de cáñamo es 65% de globulinaedistin, y que también incluye cantidades de albúmina, la proteína es fácilmente disponible en una forma muy similar a la encontrada en el plasma sanguíneo.

Comer semillas de cáñamo le da al cuerpo todos los aminoácidos esenciales necesarios para el mantenimiento de la salud, y proporciona las clases necesarias y las cantidades de aminoácidos que el cuerpo necesita para fabricar globulinas séricas de albúmina humana y suero, como las gammaglobulinas que mejoran el sistema inmune.

CAPUCHINA
Tropaeolum majus

Botánica:
Pertenece a las Tropeoláceas y llega a tener 40 cm. de altura. De hojas grandes, pecioladas y redondas, los tallos tienen unos zarcillos con los cuales pueden trepar por la pared u otras plantas.

Recolección:
Florece entre mayo y octubre, aunque las semillas se cogen entre junio y octubre.
Se puede comer cruda en ensalada.
Partes utilizadas:
Se emplean las semillas y las hojas frescas.
Composición:
Isobutil, vitamina C, espilantol, y ácido oxálico.

Usos medicinales:
Bronquial, expectorante y suavizante de vías respiratorias. Antitusígeno, diurético y emenagogo. Sus flores y capullos jóvenes se emplean para condimentar ensaladas pues, además de dar un aspecto colorido, mejoran el sabor de los platos con vinagre.
En infusión se emplea para catarros, tos fuerte, mucosidad seca y para frenar la excesiva sudación. También como diurético y en casos de menstruaciones escasas o

infrecuentes. Externamente tiene una sólida reputación para estimular el crecimiento del cuero cabelludo, frenar las alopecias y mezclada con la ortiga para la seborrea y caspa.

Otros usos:
Sus hojas se pueden comer en ensalada. Mezclada con leche tiene un efecto muy positivo en el enfisema pulmonar. Las semillas tienen efecto antibiótico contra estafilococos, estreptococos y salmonellas. Aunque estas flores son inodoras atraen mucho a las abejas. Su eliminación a través de la orina y los pulmones le hacen especialmente en las infecciones, comportándose como un buen antibiótico natural.

Toxicidad:
No tiene toxicidad.

CARDAMOMO
Elettaria cardamomum

El cardamomo o "grano del paraíso" es el fruto de una planta con el mismo nombre. Esta planta, de la cual se consumen solamente sus semillas, es originaria de la India y Sri-Lanka y junto con el jengibre y la cúrcuma forma la trología de plantas básicas en la medicina ayurvédica.

Composición:
4% de aceite volátil incluido el terpineol, el cineol, el limoneno, el sabineno y el pineno, almidón y ácidos grasos. Proteínas y fibra, almidón y ácidos grasos.

Propiedades medicinales:
Tiene propiedades antiespasmódicas y estimulantes. Es digestivo, alivia los cólicos, estimula el apetito, combate

acidez, ardor y provoca una mayor producción de saliva. Es carminativa. • Sirve para aliviar la intolerancia que sufren algunas personas al gluten. Alivia las hemorroides, combate el mal aliento y tiene propiedades afrodisíacas. Estimula el metabolismo, mejora la artritis, la diabetes, es adelgazante, ayuda en la diarrea, y neutraliza los efectos de la cafeína.

CARDENCHA
Dipsacus silvestris

Botánica:
Se encuentra en terrenos sin cultivar y húmedos, junto a los escombros, ruinas y caminos.
Recolección:
La raíz se recoge en otoño y las flores un poco antes de la floración.
Partes utilizadas:
Las raíces
Composición:
Sales minerales, inulina, y un principio amargo.

Usos medicinales:
Es depurativa y sudorífica. Aunque no se encuentra comercializada es una estupenda planta silvestre para el tratamiento de las enfermedades crónicas de la piel, entre ellas la psoriasis, los eczemas y el vitíligo. Es un buen depurativo de la sangre a la cual hace más fluida, aumenta la cantidad de sudor, facilita la diuresis y tiene propiedades remineralizantes.
Otros usos:
Externamente en adecuada para lavados de piel y aplicación de cataplasmas.

Toxicidad:
No se conoce.

CARDO MARIANO
Silybum marianum

Botánica:
Pertenece a las Compuestas y se trata de una planta anual de tallo alto con hojas picantes alternas. En la parte superior están las cabezuelas aisladas de flores violáceas, con frutos aquenios plumosos.

Recolección:
Se recogen entre agosto y noviembre.
Partes utilizadas:
Se emplean las semillas.

Composición:
Silimarina, silibina, histamina y flavonoides.

Usos medicinales:
Es el mejor hepatoprotector conocido, capaz de regenerar al hepatocito. Es eficaz también como colagogo, antitóxico, digestivo y aperitivo. Se emplea con éxito en la cirrosis, las insuficiencias biliares, las malas digestiones y como tónico hipertensor. Tiene acciones positivas en las hemorragias digestivas, nasales y vaginales. Alivia la gripe, la cistitis, las jaquecas, las alergias, y contribuye a eliminar cálculos renales y vesiculares.
Otros usos:
Su sinergia se da con el diente de león. Es eficaz para los mareos y vómitos en los viajes. Se le atribuyen buenos efectos como cardiotónico y en la insuficiencia venosa. Posee

un efecto antioxidante 10 veces superior a la vitamina E, contribuyendo también a disminuir los niveles de colesterol. Actúa como antihemorrágico en la insuficiencia hepática.

Toxicidad:
No tiene toxicidad.

CARDO SANTO
Centaurea benedicta

Botánica:
Se le conoce también como *Cardo bendito.* Tiene el tallo recto recubierto de pelusilla áspera, hojas blanquecinas alternas y cabezuelas amarillas. La planta tiene entre 20 y 50 cm., tallo y hojas vellosas, flores grandes y espinosas y espinas rojizas.

Recolección:
Florece entre mayo y junio.
Partes utilizadas:
Se emplean las hojas, tallo sin corteza y flores.
Composición:
Heterósido amargo, potasio, resina, lactona, flavonoides, glucósidos, tanino y mucílagos.

Usos medicinales:
Es aperitiva, antibiótica, diurética y colagoga. Es un buen remedio contra la fiebre y para combatir las crisis epilépticas. Se le reconocen, además, efectos en casos de anorexia, dispepsias, diabetes moderadas, exceso de ácido úrico, edemas e insuficiencia renal. Externamente se emplea contra el Herpes Zóster. En la Edad Media se empleaba contra la peste y las jaquecas.

Otros usos:
Su sinergia se da con el Saúco para bajar la fiebre y con la Artemisa en la epilepsia.
Toxicidad:
Su grado de toxicidad es bajo, pero debe emplearse a dosis bajas ya que puede inducir al vómito y causar acidez.

CÁSCARA SAGRADA
Rhamnus purshiana

Botánica:
Se trata de un arbusto similar al arraclán, ambos de la familia de las Ramnáceas. Tiene una corteza gris claro, inodora y de sabor amargo. Se le conoce también como *Aladierdo*.
Recolección:
Las minúsculas flores blancas florecen en primavera.
Partes utilizadas:
Se emplea la corteza pulverizada.
Composición:
Antraquinonas, cascarósidos, aloina, emodol y taninos.

Usos medicinales:
Se utiliza como laxante, para el estreñimiento, y en la insuficiencia biliar.
Toxicidad:
Su grado de toxicidad es bajo si se mantiene almacenada la corteza durante un año. No emplear en embarazadas, ni en presencia de menstruación u obstrucción intestinal. No utilizar más de siete días seguidos. Completar su uso bebiendo mucha agua.

CASTAÑO DE INDIAS
Aesculus hippocastanum

Botánica:
Árbol robusto que pertenece a la familia de los Hippocastanaceas y alcanza una altura de 25 metros. Sensible a las bajas temperaturas, crece muy rápido y se le puede encontrar en parques y bordes de caminos fértiles.

Recolección:
Los frutos están dentro de unas cápsulas que al madurar liberan hasta tres semillas, conocidas como castañas incomestibles. Las flores se abren en mayo y las cápsulas verdes se desarrollan en otoño.

Partes utilizadas:
La pulpa de los frutos

Composición:
Flavonoides, saponinas, aescina y catequina en las semillas.
Fraxina, aesculina y tanino en la corteza
Pectina, potasio, saponina, calcio y fósforo en su pericarpio.

Usos medicinales:
Astringente, venotónica, antitusígena. Es uno de los remedios más empleados para el tratamiento de las enfermedades venosas, incluida la tromboflebitis, equimosis y hemorroides. Puede ser empleada como antihemorrágico suave en metrorragias y epistaxis nasales.

Otros usos:
Se suele confundir con el castaño comestible, el cual posee semillas comestibles. Las de esta variedad no se deben comer. Es útil en los trastornos reumáticos que afecten a la

región sacroilíaca, en la amigdalitis y laringitis. También en los dolores urentes y lacerantes en el ano.

Toxicidad:
Su grado de toxicidad es bajo en dosis normales. A dosis altas puede producir irritación gástrica.

CEBADA
Hordeum vulgare

Botánica:
Perteneciente a las Gramíneas, suele tener un metro de altura, tallos fistulosos y espigas. Su cultivo a gran escala se remonta a la época de los grandes faraones egipcios, aunque entonces se empleaba como alimento energético.
También se poseen datos del siglo V a. C. que mencionan su aplicación para la elaboración de lo que hoy conocemos como cerveza.

Recolección:
Final del verano

Partes utilizadas:
Se emplean las semillas.

Composición:
Sales minerales, alcaloides, enzimas, almidón, malta, vitamina E y ácidos grasos poliinsaturados.

Usos medicinales:
Es estimulante nervioso, antidiarreica y diurética. Se emplea como nutritiva, para mejorar la digestión, corregir las dispepsias y las diarreas. Aumenta la tensión arterial, es diurética y mejora la pielonefritis, las litiasis renales y el exceso de colesterol.

Otros usos:
Con ella se elabora la malta que se emplea para fabricar cerveza, whisky y un sucedáneo del café nutritivo y saludable.
Toxicidad:
No tiene toxicidad.

CEBOLLA
Allium cepa

Botánica:
Planta con raíz bulbosa y tallo erecto, el cual puede alcanzar hasta un metro de altura. Las flores son de color blanco y púrpura y los frutos albergan las semillas de color negro. Se multiplica mediante la división de los bulbos en primavera en un terreno fértil, húmedo y permeable, ya que en terrenos secos su calidad es pequeña. Tolera la sombra durante medio día, pero necesita el sol.
Recolección:
El trasplante se hace en primavera y las plantas se dividen cada dos años, necesitándose un fertilizante aplicado una vez al año.
Partes utilizadas:
Se utiliza el bulbo, aunque en cocina también se emplean las hojas.
Composición:
Contiene algo de vitaminas A, B y C y flavonoides. También se utiliza su bulbo que es rico en bisulfuro de alilpropilo, azúcar, inulina, quercetina, calcio y flavonoides.

Usos medicinales:

Es antibiótica, diurética, expectorante y antiinflamatoria. Se emplea con eficacia en casos de gripe, catarros bronquiales, fiebres y exceso de colesterol. También es eficaz para eliminar parásitos intestinales, el hipertiroidismo, la diabetes, la arteriosclerosis y las neuralgias.

Para aprovechar sus cualidades debe consumirse cruda, aunque para mejorar su sabor y tolerancia se puede sumergir un momento en agua hirviendo o macerarse en aceite de oliva.
Externamente estimula el crecimiento del cabello, elimina las pecas, alivia el dolor de las picaduras de insectos al mismo tiempo que los aleja, y el zumo diluido favorece la cicatrización de las heridas. Unas gotas de zumo en la nariz dicen que detiene drásticamente la histeria e incluso que cura la sordera.
Otros usos:
Hay quien la utiliza para limpiar el cobre y prevenir su oxidación.
También se emplea en la gota, las varices, las hemorroides, el reumatismo, la ciática, las enfermedades del corazón y el insomnio. Tiene una legendaria reputación para mejorar la visión nocturna, la fatiga visual, las cataratas e incluso la miopía. Para ello bastará con aplicar cada noche una pequeña cantidad de zumo de cebolla en los ojos.
Toxicidad:
Como condimento no tiene toxicidad y solamente la esencia impone ciertas precauciones.
No emplear en personas con acidez estomacal o úlceras.

CELIDONIA MAYOR
Chelidonium majus

Botánica:
Conocida también como *Cirigüeña* o *Hierba verruguera*. Pertenece a las Papaveráceas y se la encuentra en lugares no cultivados, húmedos, entre malezas y ruinas. El tallo contiene látex cáustico.

Recolección:
Florece en primavera hasta mediados del verano.

Partes utilizadas:
Se emplea el látex fresco y las flores sin secar.

Composición:
Quelidonina, queleritrina, protopina, alcaloides, sanguinaria, berberina, coptisina, ácido quelidónico, magnesio, enzimas, fósforo, calcio y aceites esenciales.

Usos medicinales:
Es espasmolítica, bronquial, antitusígena, sedante y colagoga. Internamente se emplea poco a causa de su posible toxicidad, aunque en los pueblos se utiliza para tratar afecciones broncopulmonares, gripe y para mejorar la función biliar. Externamente es muy eficaz su látex para el tratamiento de las verrugas, aunque hay que emplearlo fresco ya que seco no tiene propiedades. Por ser ligeramente cáustico hay que utilizarlo con moderación. Investigaciones recientes encuentran una acción positiva en los carcinomas.
Puede emplearse en la ictericia, colelitiasis, neuralgias paroxísticas y reumatismo muscular, así como en la tuberculosis, en este caso a dosis bajas.

Otros usos:
También se emplea para provocar la menstruación metiendo los pies en una infusión muy caliente y concentrada. ¡Ojo! Esta acción puede ser abortiva.

Toxicidad:
Su grado de toxicidad es medio e incluso en tratamientos prolongados puede producir dependencia. La intoxicación aguda dará lugar a problemas nerviosos similares al tétanos.

CENTAURA MENOR
Centaurea erithraea

Botánica:
De la familia de las Gentanáceas, es una planta de tallo erguido, ramificado en la parte superior, con hojas ovaladas y flores de color rosa claro. Se la encuentra en praderas húmedas y soleadas.
Recolección:
Florece entre mayo y septiembre.
Partes utilizadas:
Se emplean las flores.
Composición:
Tanino, resina, fitosterina, inulina, centaurina y sustancia amarga.

Usos medicinales:
Es aperitiva, depurativa, colerética y antitusígena. Se emplea como estimulante del apetito, en las digestiones lentas y las insuficiencias biliares. Tiene efectos como anticatarral, calma la tos y estimula el organismo. Es adecuada en los vómitos, fermentaciones intestinales, hepatopatías y diabetes.
Externamente se emplea en el lavado de ojos, especialmente en los orzuelos, para curar heridas, eczemas y dermatosis. También para lavados vaginales y enjuagues de boca para estomatitis y faringitis. Su sinergia se da con la Quasia amarga para estimular el apetito.

La **Centaura áspera** (*Centáurea aspera)* es un eficaz antidiabético.
Otros usos:
Se pueden consumir las hojas en ensalada y con el extracto fabricar licores.
Toxicidad:
No tiene toxicidad.

CENTELLA ASIÁTICA
Hydrocotile asiatica

Composición:
Centellósido, asiaticósido, ácido asiático, resina, hidrocotilina, saponinas y aceite esencial.

Usos medicinales:
Como cicatrizante. Es un excelente regenerador cutáneo en cicatrices, queloides, heridas, fístulas, quemaduras, estrías y eczemas. Es muy adecuado para tratar úlceras corneales y queratitis.
También inhibe el proceso inflamatorio que podría provocar hipertrofia en cicatrices, mejorando superficialmente la calidad de las varices y la oxigenación en caso de úlceras varicosas. Otras acciones son actividad antiulcerosa, antivírica e inmunomoduladora, lográndose así cierto efecto antipsoriásico.
Otros usos:
Psoriasis, prurito vulvar y anal.
Toxicidad:
Ha de emplearse solamente de forma externa, no ingerir ya que puede provocar problemas gástricos.

CEREZO
Prunus avium

Botánica:
Introducido en Europa por un general romano, el cerezo es un árbol de hasta 20 metros de altura, con hojas alternas dentadas, flores blancas y frutos agrupados. Pertenece a la familia de las Rosáceas y se encuentra en tierras bajas y bosques mixtos de hasta 800 metros de altitud. Tiene una vida corta y no suele alcanzar los 100 años.

Recolección:
El fruto madura en verano, aunque suele aparecer ya en los mercados en el mes de mayo.

Partes utilizadas:
Se emplean los rabos, pedúnculos, y los frutos.

Composición:
Los frutos: contiene un 85% de agua, sacarosa, levulosa, vitamina C, hierro y carotenos.

Los pedúnculos o rabos: flavonoides, taninos, potasio, ácido salicílico, fenoles, potasio, magnesio, zinc, cobre, calcio y fósforo

Usos medicinales:
Se emplean los pedúnculos como diuréticos y sedantes de las vías urinarias. En las insuficiencias renales, nefritis, cistitis y para aumentar la diuresis en casos de celulitis. En edemas de las pantorrillas, reumatismo, gota y artritis. Externamente pueden emplearse para lavados de piel irritada, acné y cuperosis. Se le reconocen importantes acciones adelgazantes por su efecto diurético y la gran cantidad de celulosa, aunque el fruto es menos eficaz que los pedúnculos (rabos.) Estos últimos se emplean con gran éxito en el tratamiento de la

celulitis, como adelgazantes y para combatir la artritis, la arteriosclerosis y el reumatismo.

Otros usos:
Los frutos se suelen cocer o dejar macerar en vino, con lo que se logra un agradable licor medicinal que se utiliza en casos de debilidad, especialmente si le añadimos miel.

Las hojas del cerezo poseen propiedades carminativas y antianémicas, además de los mismos efectos aunque atenuados con respecto a los rabos.

Toxicidad:
No tiene toxicidad.

CHANCAPIEDRA
Phyllanthus

Partes utilizadas:
Parte aérea.

Usos medicinales:
Antiviral, Antibacteriano, Hepatoprotector.
Antiviral, Hipotensor, Hipoglucémico.
Hepatitis, Ictericia, VIH (auxiliar), Infecciones por Bacterias.
Hepatitis B.
Toxicidad
Media.

CILANTRO
Coriandrum sativum

Botánica:

Es una de las plantas medicinales más antiguas empleada como condimento. Originario del Mediterráneo oriental, alcanza los 50 cm. de altura, posee flores de color blanco o rosa y el redondo fruto mide entre 3 a 5 mm de diámetro.

Partes utilizadas:
Semillas
Usos medicinales:
Se emplea como condimento en los trastornos digestivos, flatulencia e inapetencia, como tonificante del sistema nervioso y antiespasmódico.
Otros usos:
Masticar unas hojas o los frutos secos elimina el mal aliento de los fumadores.

Toxicidad:
En dosis altas puede producir un efecto similar a las borracheras por su efecto tóxico sobre el sistema nervioso.

CIPRÉS
Cupressus sempervirens

Botánica:
Árbol de tallo alto de hasta 30 metros, con ramas extendidas y recogidas, que acogen un fruto que es una transformación leñosa de las brácteas. Cuando alcanza la madurez las escamas se separan y permiten la caída de las semillas. Tolera mal las bajas temperaturas.
Recolección:
Se recolectan los brotes tiernos y los gálbulos de enero a abril, pero tardan dos años en completar su desarrollo.

Mediante incisiones del tronco se saca una resina la cual tiene un fuerte aroma. Las flores salen en abril.

Partes utilizadas:
Se emplean los gálbulos, hojas y brotes tiernos.

Composición:
Canfeno, cedrol, pineno y alcanfor.

Usos medicinales:
Vasoconstrictor, astringente, antihemorrágico y reforzador de la pared vascular. Sus mejores utilidades son como reforzador de la pared venosa, en hemorroides, varices, flebitis y tendencia a las hemorragias. Es calmante de la tos, equilibrador nervioso y regulador de las funciones uterinas. Se le han encontrado efectos interesantes como antitumoral. Es adecuado en la patología del aparato respiratorio que curse con enfisema, hemorragias (hemoptisis) y pleuritis.

Otros usos:
Externamente se emplea en úlceras varicosas, sabañones, llagas por decúbito y para corregir la excesiva sudación de los pies. La madera, que tiene la propiedad de ser resistente a la carcoma, se utiliza para fabricar objetos artísticos de gran valor.

Toxicidad:
Hay que emplear con precaución el aceite esencial.

CHITOSAN
Procedencia

El chitosan, o quitosano, es un producto procedente de la quitina, un polímero natural extraído de las cutículas de crustáceos marinos, como langostas, cangrejos y camarones, y muchos otros organismos, incluyendo insectos y hongos.

Es uno de los materiales biodegradables más abundantes en el mundo. En la actualidad es el segundo polímero natural más habitual después de la celulosa.

El quitosano se emplea principalmente como una ayuda en el crecimiento de las plantas, debido a sus propiedades para promover la defensa de las plantas contra infecciones provocadas por hongos.

Composición

D-glucosamina, N-acetil-D-glucosamina.

Usos medicinales

El quitosano se ha autorizado recientemente en Europa y Estados Unidos como procoagulante tópico en vendajes y otros agentes antihemorrágicos.

Su uso como adelgazante está controvertido y no todos los países lo han autorizado como agente adelgazante.

Su función parece ser la de absorber las grasas procedentes de los alimentos y evitar que se acumulen en el organismo, eliminándolas. Rico en fibra, es una sustancia gelatinosa que actúa a modo de esponja absorbiendo muchas veces su peso en grasa. Su acción es más eficaz combinándola con vitamina C.

Se especula cierta acción beneficiosa en la hipertensión, el exceso de colesterol y la osteoporosis.

CLAVO
Eugenia caryophyllata

Botánica:

Se cultiva en Africa, Asia y América.

Recolección:

Partes utilizadas:

Se emplean las flores sin abrir, una vez secas.

Composición:

Eugenol, cariofileno, pineno, salicitato de metilo y taninos.

Usos medicinales:

Es un potente analgésico y antiséptico en uso externo. Estomacal, carminativo y antiespasmódico, así como expectorante y antitusígeno. También vermífugo intestinal. Internamente en flatulencias, meteorismo, atonías gástricas, cólicos y malas digestiones.

Otros usos:

Externamente como antiséptico dental y para calmar los dolores dentales. Si no disponemos de la esencia se machaca un clavo de especia en un poco de coñac o aceite de oliva, aplicándolo con una torunda de algodón. En espasmos musculares, dolores articulares, reumatismo, estiramientos, distensiones. Para desinfectar heridas y llagas.

Toxicidad:

Corrosivo a dosis altas, incluso externamente.

COCLEARIA
Cochlearia officinalis

Botánica:

Pertenece a la familia de las Crucíferas. Tiene raíz tuberculosa, tallo de hasta 20 cm, hojas aovadas y flores verdosas con bordes blancos.

Recolección:

En primavera.

Partes utilizadas:
Se emplea la planta entera.
Composición:
Heterósido sulfurado (istiocianato de butilo), vitamina C.

Usos medicinales:
Antiinflamatorio, eupéptico, vitamínico. Contra dolores de dientes e inflamaciones de garganta.
Antiguamente era utilizada por los navegantes para combatir el escorbuto por su contenido en vitamina C.
Otros usos:
Digestiones lentas.
Toxicidad:
No se conoce.

COL (Berza)
Brassica oleracea

Botánica:
Se trata de una planta que el primer año solamente da hojas y las flores aparecen en el segundo. Crece en tierras húmedas, ligeramente fértiles, ricas en azufre y calcio. Hay que sembrarlas espaciadas y así resistirán bien los fríos.
El suelo debe prepararse pasando el arado quince días antes e incorporando los abonos elegidos. Si el clima es húmedo no necesita riegos.
Recolección:
Se recolecta en otoño e invierno y se almacena en sitio frío y seco.
Partes utilizadas:
Se emplean las hojas.
Composición:

Contiene vitaminas A, B, C y U, así como hierro y azufre. También calcio, magnesio, fósforo, potasio, hierro, zinc y yodo.

Usos medicinales:
La *Berza* es el mejor remedio contra la úlcera gastroduodenal, ya sea guisada o en forma de zumo. También ayuda a curar las enfermedades reumáticas y las hepatopatías. La Col es difícil de digerir y por ello es posible que se pierdan sus propiedades nutritivas en la cocción, por lo que se recomienda no tirar el caldo. También es adecuada en las enfermedades crónicas de las vías respiratorias, la afonía y para desinfectar el aparato intestinal, incluso de parásitos.

Otros usos:
Las hojas se emplean directamente como una cataplasma para aliviar dolores reumáticos, lumbalgias, ciáticas y neuralgias. También se pueden utilizar estas cataplasmas en las bronquitis, la congestión hepática, las cistitis, las dismenorreas y la prostatitis, así como para madurar forúnculos y curar úlceras varicosas.

Antiguamente se empleaba el jugo para aliviar los ojos ulcerados, evitar el malestar por un exceso de comida, y para corregir el efecto del alcohol.

Por su contenido en ácido láctico desinfecta el colon, aunque en este caso es mejor emplear la col fermentada. También mejora los dolores de cabeza, previene del cáncer y externamente se puede aplicar en psoriasis, úlceras, chichones, forúnculos, heridas y eczemas.

Toxicidad:
No tiene.

COLA DE CABALLO
Equisetum arvense

Botánica:
Planta milenaria de las Equisetáceas que se encuentra en zonas húmedas y pantanosas, en terrenos ricos en arcilla y sílice. Tiene multitud de ramitas con estrías longitudinales, con nudos de trecho en trecho de los que nacen vainas.
Recolección:
Se recolecta en primavera.
Partes utilizadas:
Se emplean las hojas.
Composición:
Hierro, potasio, aluminio, sílice, equisetina, selenio, vitamina C y tanino. Flavonoides, glucósidos y alcaloides.

Usos medicinales:
Es un potente diurético y remineralizante. Se emplea especialmente en problemas óseos como osteoporosis, raquitismo y fracturas. Es un excelente diurético, rico en potasio, ayuda a controlar las hemorragias de nariz y potencia la coagulación sanguínea en general. Actúa como antirreumático restableciendo la integridad de los tejidos, mejora las defensas orgánicas, elimina el exceso de ácido úrico, los cálculos renales y corrige las metrorragias y las dismenorreas. Frena la proliferación y división celular en casos de metástasis cancerosa. Eficaz en cistitis. Tiene sinergia con la Bolsa de pastor en hemorragias, con la Dolomita en raquitismo, y osteoporosis y con los espárragos en la insuficiencia renal.
Otros usos:
Externamente se emplea también en las hemorragias de nariz,

las heridas sangrantes y las hemorroides. Los brotes tiernos son comestibles en ensalada y poseen un fuerte efecto diurético, además de aportar mucho minerales. Para molestias oftálmicas se emplea la infusión concentrada templada, lo mismo que para lavados de cabello en casos de caspa, seborrea o alopecia.

Mejora la tuberculosis pulmonar y previene la gota.

Toxicidad:

No tiene toxicidad.

No se debe consumir por tiempo prolongado ni en grandes cantidades por la presencia de equisetina.

COMINO
Cuminum cyminum

Botánica:

Planta anual y espigada de 25 cm. de altura con flores blancas y rosas. Pertenece a la familia de las Umbelíferas y alcanza los 50 cm. de altura. De hojas finas, produce unos frutos que se forman al final de los radios de las umbelas, con las costillas erizadas de pelos ásperos.

Recolección:

Se multiplica por semillas en regiones cálidas y solamente necesita un suelo permeable.

En macetas se siembra a una temperatura de 16° no poniendo más de tres semillas en el mismo tiesto. Se riega en tiempo seco y en otoño se cogen los tallos floridos y se cuelgan en un desván cálido.

Partes utilizadas:

Se emplean las semillas.

Composición:

Flavonoides y esencia,

Usos medicinales:
Digestivo, carminativo, galactógeno. Se emplea con éxito en la prevención de la aerofagia. Tiene la propiedad de evitar que se forme gas intestinal, por lo que su efecto es mayor tomado durante las comidas, incluso mezclado con ellas, especialmente en las legumbres.

Otros usos:
Estimula la lactancia, provoca la menstruación y la diuresis y ayuda a expulsar parásitos intestinales.
Las cataplasmas calientes alivian las orquitis.

Toxicidad:
No tiene toxicidad.

CONDURANGO
Gonolobus condurango

Botánica:
Pertenece a la familia de las Asclepiadáceas. Es una planta trepadora que se ciñe al tronco de los árboles y asciende hasta la copa. Tiene hojas acorazonadas, vellosas y de color verde claro.

Composición:
Aceite esencial, resina, condurangina, ácidos orgánicos y almidón.

Partes utilizadas:
Las semillas

Usos medicinales:
Se emplea como aperitiva, digestiva y antiemética, calmando el dolor y los espasmos del estómago de origen nervioso.

Otros usos:
Anteriormente se empleó con éxito dispar para el tratamiento del cáncer de estómago.

Toxicidad:
En dosis altas puede ocasionar convulsiones y parada respiratoria.

CONSUELDA
Symphytum officinale

Botánica:
Planta herbácea de la familia de las Borragináceas, con raíz angulosa y ramificaciones superiores. Se la encuentra en zonas húmedas, prados y bosques sombreados.
Recolección:
Se recolecta en primavera.
Partes utilizadas:
Se puede emplear su raíz fresca o seca.
Composición:
Contiene mucílagos, taninos, ácido caféico y alcaloides. También es la planta más rica en alantoína.

Usos medicinales:
Externamente es cicatrizante, emoliente y antiinflamatoria, con cualidades insuperables, empleándose en forma de pomada, loción, extracto o emplastos para curar heridas, contusiones, quemaduras y, lo más importante, traumatismos en los que existan huesos rotos. Acelera la curación de las heridas e impide su infección. Por ese motivo se emplea como regenerador cutáneo en casos de arrugas o estrías. En las heridas abiertas impide la formación de queloides, manchas o deformaciones. Es conocida desde hace cientos de años por su facultad como "arreglahuesos", empleándose incluso en la Segunda Guerra Mundial para curar las heridas de los soldados.

Toxicidad:
Su grado de toxicidad es alto por vía oral, especialmente para el hígado. Internamente se podría utilizar para diarreas, úlceras gástricas y catarros, aunque la dosis debe ser muy pequeña y espaciada por su acción hepatotóxica. Es mejor sustituirla para estos usos por otras más inocuas. Sus alcaloides paralizan el sistema nervioso central.

COPALCHI
Coutarea latiflora
Rubiácea contarea speciosa

Botánica:
Arbusto de Méjico de la familia de las Euforbiáceas.

Partes utilizadas:
Se emplea la cascarilla del tallo.
Composición:
Coutaeósido y genina.

Usos medicinales:
Hipoglucemiante. Es un extraordinario remedio en la diabetes, especialmente las incipientes. Puede compaginarse con la insulina para disminuir la dosis. Ayuda a bajar la fiebre. Tiene sinergia con la Travalera y la Bardana.
Otros usos:
En ocasiones se le confunde con la Quina blanca y otras rubiáceas, pero que no poseen cualidades terapéuticas similares. El Copalchi es especialmente útil en los procesos diabéticos incipientes, cuando el páncreas conserva aún alguna actividad. Posteriormente apenas tiene eficacia.

Toxicidad:

No tiene toxicidad.

CORIANDRO (Cilantro)

Botánica:
Planta rústica anual, de 45 a 60 centímetros, que se siembra en primavera, en lugares bien soleados, en tierra ligera y con buen drenaje. Se la conoce también como Cilantro o Culantro. Pertenece a las Umbelíferas y proviene de América.
Recolección:
Se recogen las semillas cuando empiezan a caer.
Partes utilizadas:
Las semillas y los frutos.
Composición:

Usos medicinales:
Las semillas previenen los cólicos y los espasmos intestinales.
Otros usos:
Hepatopatías, fabricación de licores.

CORDYCEPS
Cordyceps sinensis
(Hongo de la oruga, Tochukasu)

El Tochukasu, es el nombre japonés para el hongo tibetano *Cordyceps sinensis*, en realidad un recurso natural tradicional chino, cuyo uso fue descubierto por pastores hace 1.500 años en la meseta de Qinghai en el Tíbet, región de China. Allí se reservaba su uso para emperadores y gobernantes, quienes afirmaban que el hongo fomentaba el equilibrio entre cuerpo y alma. El Tochukasu que crece entre los 3.500 y 6.000

metros de altura sobre el nivel del mar, es muy escaso y su recolección es difícil, por lo que fue tan valorado como el oro en tiempos pasados. Se le conoce en China como Dong Chong Xia Cao que literalmente significa "insecto de invierno y hierba de verano" y es una de las plantas medicinales más apreciadas por la Medicina Tradicional en los países asiáticos.

Tras el descubrimiento por los chinos, los tibetanos y los nepaleses rápidamente siguieron el ejemplo y comenzaron a usar el hongo de la oruga como medicación. En la actualidad, sin embargo, el modo de producción es diferente y en muchos países el cordyceps crece prolíficamente en los bosques tropicales y en zonas de temperaturas húmedas.

Botánica

Pertenece a una familia de hongos que abarca aproximadamente 400 especies conocidas. Se trata de un hongo que invade una larva silvestre y se desarrolla dentro de ella. El Cordyceps sinensis, pues, es el único organismo que consiste en una combinación de hongo e insecto. Las esporas se depositan y se implantan dentro de las cabezas de las orugas o gusanos y cuando llega la época otoñal, con las orugas en estado de hibernación, las esporas del hongo prosiguen su crecimiento, absorbiendo todo el nutriente de la oruga, convirtiéndola en un elemento rígido por metástasis y causándole la muerte. La recolecta debe hacerse justo antes del deshielo, ya que si se hace después, las demás hierbas pueden dificultar su búsqueda y el agua del deshielo ablanda el cuerpo del hongo.

Composición

El micelio del *Cordyceps sinensis*, contiene como principio activo principal adenosina, que es un nucleósido formado de la unión de la adenina con un anillo de ribosa (también conocido como ribofuranosa) a través de un enlace glucosídico.

La adenosina tiene una importante función en procesos bioquímicos, tales como la transferencia de energía en forma de adenosín trifosfato y ADP, así como transductor de señal en forma de adenosín monofosfato cíclico o AMPc. La adenosina desempeña un importante papel como neuromodulador en el sistema nervioso central. En su composición encontramos 77 micro y macro sustancias, 80 enzimas, ácidos variados invalorables, aminoácidos, vitaminas, minerales y grasas insaturadas, las cuales dan el hongo el valor medicinal que tiene. Contiene vitaminas B1, B2 y E, oligoelementos como zinc, manganeso, selenio, cromo, fósforo, potasio, etc.

En 1951, el Dr. Ge Ning Han logró obtener un antibiótico derivado del Cordyceps, útil en el tratamiento de la tuberculosis. Estudios japoneses iniciados en 1986 encontraron un factor FTX-20 al que se le atribuyen propiedades para evitar el rechazo de órganos trasplantados e injertos de piel.

Propiedades medicinales
La Medicina Tradicional China nos dice que sus efectos terapéuticos son, entre otros: Reconstituyente general, tonifica la esencia renal, es antitusígeno y mucolítico.

Para tratar el asma, insuficiencias de riñón y pulmón, tuberculosis, enfisemas pulmonares, carcinomas de pulmón, hemoptisis, sudoración espontánea y sudoración nocturna, impotencia, espermatorrea, dolor lumbar, psoriasis, cansancio crónico, anemia.

Sobre el sistema inmunológico:

El Tochukaso es un hongo de alta eficacia para la regulación inmunológica. Resiste y se opone a las inflamaciones, y por ello en China se utiliza para la artritis, reumatismo, enteritis, arteritis, hepatitis. Es también inmunomodulador, pudiendo actuar tanto en las depresiones del sistema inmune (tratamiento con fármacos), como cuando está hiperexcitado (alergias) o caótico (enfermedades autoinmunes). Aumenta la resistencia contra los agentes patógenos. Es tonificante del pulmón y vías respiratorias, mejorando el asma bronquial, la bronquitis crónica, el enfisema pulmonar y la tos. Desinflama las vías respiratorias sin ser un corticoide.

Sistema cardiovascular:

Previene la arterioesclerosis, las enfermedades coronarias, mantiene la irrigación cerebral, mejora la circulación periférica y mantiene la piel lozana, previniendo también la caída del cabello.

Cáncer:

Muchos oncólogos recomiendan el uso de los Cordyceps como tratamiento complementario a los convencionales y en varios casos, fue capaz de inhibir el crecimiento de un tumor existente o eliminarlo completamente. En los pacientes sometidos a quimioterapia y radiación, su cuerpo consiguió un nuevo impulso de la energía cuando consumieron Cordyceps en el curso del tratamiento.

Hígado y virus:

Mejora la función del hígado. Se dice que es capaz de curar la hepatitis B, y también que posee acción antiviral, matando el virus del neumococo además del virus de la hepatitis B. También atacan los virus del herpes y el estafilococo dorado.

Enfermedades renales:

Los trastornos renales también se corrigen en gran medida por el uso de Cordyceps. Cuando la presión arterial anormal era la cuestión, la investigación mostró que los pacientes que tomaban Cordyceps bajaban la presión arterial en un 15%. Esto se producía por conseguir reducir los niveles de proteínas que sobrecargaban el riñón. Además la observación de la misma investigación demostró que la superóxido dismutasa (SOD) aumentaba mientras que el suero lipoperóxido se reducía. Esto neutraliza los radicales libres y reduce el riesgo de dañar el riñón.

Otros:

Se le recomienda para el tratamiento de la artritis reumatoide, lumbago y osteoporosis.

Tiene una función antifatiga, ya que aumenta la resistencia al esfuerzo en altura. Ha sido utilizado por atletas chinos con excelentes resultados.

Mejora la función de los riñones, tiene efecto diurético, mejora las nefropatías.

Su acción sobre el sistema reproductor, una de las causas del envejecimiento, se debe a que aumenta la secreción de hormonas sexuales e inhibe el aumento de la enzima monoaminoxidasa (MAO). Se recomienda, pues, para la astenia sexual, impotencia y frigidez.

Los Cordyceps se dice que poseen actividad hipoglucemiante y que son capaces de controlar los niveles de azúcar en la sangre, asegurando que no caiga por debajo de los niveles médicamente aceptables.

Se cree que actúa como antidepresivo.

Posee un poder desintoxicante y garantiza la correcta circulación de la sangre dentro del cuerpo, consiguiendo que todos los tejidos estén correctamente alimentados.

Dosis:
Se recomienda tomar 4 a 6 cápsulas al día.
Contraindicaciones:
Aunque el Cordyceps sinensis está indicado para adultos, las personas que consumen drogas inmunosupresoras, anticoagulantes o broncodilatadores, deben consultar con un médico la conveniencia de su uso y su dosis. Las mujeres gestantes o lactantes, también deben consultar al médico antes de utilizar el producto.

CORREHUELA
Convolvulus arvensis
Calystegia sepium

Botánica:
Planta perenne de las Convolvuláceas que alcanza hasta 3 metros. Se encuentra en matorrales húmedos, entre la maleza cercana a los ríos y posee un rizoma carnoso y rastrero.
Recolección:
Se recolectan las flores entre junio y octubre.
Partes utilizadas:
Se emplea la planta entera.
Composición:
Resina, flavonoides, alcaloides, ácido caféico y saponinas.

Usos medicinales:
La resina es laxante y purgante a dosis altas. También colagoga, hipotensora y cardiotónica. Se puede emplear en el estreñimiento, las disfunciones biliares y para eliminar parásitos intestinales. También en la hipertensión y la insuficiencia coronaria. Tiene sinergia con el espino blanco en la patología cardiaca.

Otros usos:
La resina es laxante y purgante a dosis altas. Las partes activas son inodoras pero muy amargas y se le reconocen efectos para estimular el funcionalismo de los músculos lisos, acelerar el peristaltismo intestinal y aumentar la secreción biliar.
Toxicidad:
No tiene toxicidad.

CÚRCUMA
Curcuma longa

Botánica:
Planta vivaz de la familia de las Cingiberáceas. Suele alcanzar un metro de altura, tiene 5 o 10 hojas de pecíolo largo, flores blancas o amarillas y un gran rizoma.
Composición:
Principio amargo, resina, almidón y ácidos orgánicos.
Partes utilizadas:
Las raíces y hojas

Usos medicinales:
Se emplea como tónico estomacal pues estimula la producción de jugos gástricos, siendo adecuado para abrir el apetito y en la hipoclorhidria. Es colagoga, carminativa y reduce el colesterol. Es un potente antiinflamatorio.
Otros usos:
Forma parte de la salsa curry, mezclada con coriandro, jengibre, comino, nuez moscada y clavo.
Toxicidad:
Tiene efecto anticoagulante.

DAMIANA
Turnera diffusa

Botánica:
Pertenece a las Turneráceas. Se trata de un arbusto que se encuentra silvestre o cultivado alrededor del golfo de Méjico y que alcanza los 2 metros de altura. Tiene hojas pequeñas, con el envés cubierto de pelusilla y pequeñas flores amarillas.
Partes utilizadas:
Se emplean las hojas.
Composición:
Contiene un aceite esencial con cineol, cimol, pineno, arbutina, tanino, resina, cafeína, alcaloides y proteínas.
Usos medicinales:
Estimulante del sistema nervioso y hormonal. Es un reputado afrodisiaco tanto en hombres como en mujeres. Es tónico nervioso, cerebral, aumenta la tensión arterial y mejora la memoria. Es ligeramente expectorante y laxante a dosis altas. Tiene sinergia con el ginseng en la frigidez e impotencia, y con el romero en el agotamiento muscular.

Otros usos:
Puede sustituir al té común y es desinfectante. En algunos países las hojas secas se emplean como sustituto del tabaco, pues produce euforia, aumento de la imaginación y posterior relajación. Mejora la fertilidad, eleve el nivel de testosterona en los varones, posee buenos efectos en el parkinsonismo y la orquitis (inflamación de los testículos).
Toxicidad:
No tiene toxicidad.

DESMODIUM ASCENDENS

Partes utilizadas:
Tallos y hojas (parte aérea no florida), recolectadas después de la floración.
También llamada desmodium adscendens o desmodiun ascendente, es una planta de que crece de manera natural en África ecuatorial y en la selva amazónica.

Composición:
Saponinas triterpénicas, alcaloides. La planta seca tiene un alto contenido en proteínas y minerales (azufre, calcio, cobre, fósforo, hierro, magnesio, manganeso, potasio, silicio, sosdio, zinc). Ácidos láurico, mirístico, palmítico, esteárico, oleico, linoleico, gammalinolénico y araquidónico.

Usos medicinales:
Antialergénica y antiasmática (prevención y tratamiento), antiespasmódica, cirrosis, antitusígena, aperitiva, colagoga, colerética y digestiva.

DIENTE DE LEÓN
Taraxacum officinale

Botánica:
Planta herbácea de porte en roseta y raíz carnosa. Tiene hojas de contorno aovado, dentadas y de la roseta surgen uno o varios tallos huecos, con látex, sin hojas hasta los 50 cm. de altura. Cuando maduran las flores se curva el receptáculo y sobre éste se encuentran los pequeños frutos, provistos de un vilano en forma de paraguas que se disemina con el viento. Las semillas podemos plantarlas en nuestro jardín y recoger

dos veces al año una gran cantidad de esta apreciada lechuga medicinal.

Recolección:
Al menos dos veces al año se pueden recoger las raíces, tostarlas y preparar un sucedáneo del café. Toda la planta está recorrida por un látex blanco no tóxico. Las raíces se lavan a fondo, se cortan a lo largo y se ponen a secar a un máximo de 50º.

Partes utilizadas:
En infusión se emplean las hojas.

Composición:
Hojas: flavonoides, vitaminas y cumarinas.
Raíces: inulina, resina y amargos.

Usos medicinales:
Colagogo y colerético, digestivo, depurativo. Las hojas tiernas y jóvenes son un exquisito plato como ensalada, además de muy nutritivo. El único requisito es lavarlas bien para quitarles ligeramente su amargor.

Las investigaciones que se realizaron en la última década no dejan lugar a dudas sobre su eficacia. Bajando considerablemente las transaminasas.

Hepatitis tóxicas y de origen vírico prevención de hepatopatías digestiones lentas, hinchazón epigástrica, eructos frecuentes y gases problemas de vesícula biliar para acelerar la recuperación de los signos clínicos de la hepatitis (cansancio, ictericia) y la rápida normalización de las transaminasas y otros parámetros clásicos de estas patologías.

Se utiliza asimismo como prevención ante tratamientos farmacológicos.

En medicina natural se emplea preferentemente como colagoga y colerética, además de utilizarse en todas las hepatopatías, siendo uno de los mejores remedios que existen para estas patologías. Disuelve y elimina los cálculos biliares y es un excelente e inocuo diurético. Se puede emplear también en arteriosclerosis, estreñimiento, obesidad, reumatismo y gota, así como en las enfermedades de piel. No se debe confundir con la Cerraja y el Cerrajón, ambas de la misma familia, aunque éstas últimas son más adecuadas para el ganado.

Otros usos:
Con sus raíces tostadas se prepara en muchos lugares de Iberoamérica un sucedáneo del café mucho más saludable y barato. En épocas de penuria económica algunos pueblos han podido sobrevivir comiendo solamente ésta planta en su totalidad. La savia del látex aplicada directamente elimina las verrugas.

Toxicidad:
No tiene toxicidad.

DONG QUAI
Angelica sinensis

El Dong quai (*angelica sinensis*), que también se conoce como angélica china, se ha usado por miles de años en la medicina china, coreana y japonesa, y sigue siendo una de las plantas más populares en la medicina china para las afecciones de salud en las mujeres. A esta planta se le llama "ginseng femenino" por el uso que se le da en trastornos ginecológicos (tales como menstruación dolorosa o dolor pélvico), recuperación o dolencias de alumbramiento y fatiga

/bajas energías. También se ha usado para la vigorización de *xue* (que se traduce de forma imprecisa como "la sangre") para afecciones cardiovasculares e hipertensión, inflamaciones articulares, dolores de cabeza, infecciones y dolores nerviosos. Sin embargo, sigue siendo confuso si el Dong quai produce los mismos efectos que los estrógenos del cuerpo o bloquea la actividad de éstos.

En la medicina china, el dong quai es el que se usa más a menudo en combinación con otras hierbas y se usa como un componente de fórmulas para la deficiencia hepática, *qi* deficiencia de balance y deficiencia del bazo. Se cree que presenta un mejor efecto en pacientes con un perfil *yin*, y se considera una hierba de calentamiento leve. Se cree que el dong quai regresa el cuerpo al orden correcto al vigorizar la sangre y armonizar las energías vitales. El nombre dong quai se traduce como "regreso al orden" por las supuestas propiedades restaurativas que posee.

Composición
Carvacrol
Ácido palmítico
Ácido linoleico
Fitosteroles
Cumarinas
Vitaminas A, E, B12, niacina, ácido fólico y hierro.

Usos medicinales

Amenorrea (ausencia de período menstrual): Existen datos de que el dong quai corrige esta enfermedad.
Artritis: El dong quai se ha usado de forma tradicional en el tratamiento de la artritis, siendo más eficaz junto con otras

plantas medicinales tradicionales, incluso en osteoartritis y artritis reumatoide.

Dismenorrea (menstruación dolorosa): Junto con el Agnus cactus y el aceite de Onagra, logra la curación en la mayoría de las enfermas.

Púrpura trombocitopénica idiomática: Un estudio demostró una gran utilidad en personas afectadas de esta enfermedad.

Dolor de cabeza por migraña menstrual: Unida al *tanaceto* soluciona la mayoría de los casos de jaquecas o migrañas.

Síntomas menopáusicos: El dong quai se usa en fórmulas chinas tradicionales para síntomas menopáusicos. Se ha planteado que esta hierba puede contener "fitoestrógenos" (químicos con efectos similares a los estrógenos del cuerpo).

Disminución de la libido: Es ahora la aplicación más requerida, siendo de efecto más notorio en las mujeres menopáusicas.

DRAGO
Cortón lechleri

Botánica:
Variedad de la especie Cortón cuyo hábitat común es la parte alta de la Amazonia.

Composición:
Taspina, dimetilcedrusin.
Parte utilizada:
El látex
Acción farmacológica:
Cicatrizante, estimula la formación y regeneración de las células endoteliales y la quimiotaxis de los fibroblastos.

DROSERA
Drosera rotundifolia

Botánica:
Planta pequeña de la familia de las Droseráceas, que crece en suelos pantanosos y páramos, desde tierras bajas hasta altitudes de 1800 metros. Las gotas pegajosas que salen de sus hojas atraen los insectos y son digeridos por el fluido.

Composición:
Contiene quercetol, glucosa, droserina, naftoquinonas, taninos, plumbagina, ácido propiónico, taninos, enzimas, aceites y un colorante antociánico.

Partes utilizadas:
Toda la planta

Usos medicinales:
Planta muy eficaz como antitusígena, antiespasmódica y antiasmática. Es una de las mejores plantas para el tratamiento del asma, la tosferina y la tuberculosis pulmonar. Elimina la tos irritativa y alivia el broncoespasmo.
Su efecto antibiótico la hace especialmente recomendable en las infecciones broncopulmonares, especialmente las producidas por el estafilococo, neumococo y estreptococo. Es más eficaz en infusión o decocción que en diluciones homeopáticas. Tiene sinergia con la Lobelia en el asma, con el Tomillo en las infecciones bronquiales y con la Grindelia en la tos. También es de gran ayuda mezclada con la Bardana en el sarampión. Tiene efectos sudoríficos y mejora la esclerosis y el reumatismo. Se le atribuyen propiedades afrodisíacas.

Otros usos:
Externamente se emplea contra las verrugas.

Toxicidad:
No tiene toxicidad. Puede teñir la orina de color rojo.

ELEUTEROCOCO
Eleuterococus senticosus

Botánica:
Planta de origen ruso, siberiano para más señas, la cual rivaliza en cuanto a eficacia con el ginseng coreano. Tiene como ventaja su menor precio, más que nada porque no son necesarios los seis años de madurez para que las raíces contengan todos los principios activos. En la actualidad se cultiva en grandes plantaciones norteamericanas con un clima más propicio que el ruso.
Recolección:
La raíz de seis meses

Partes utilizadas:
Se emplean sus raíces.
Composición:
Eleuterósidos A, B, D E, J, K, L, M.

Usos medicinales:
Estimulante y adaptógeno. Se emplea mundialmente como sustituto del Ginseng para las disfunciones sexuales, como estimulante hormonal y nervioso, así como para mejorar la prostatitis y el sistema defensivo.
Aumenta la resistencia inespecífica del organismo, incrementando los mecanismos de defensa. Aumenta la tasa de hemoglobina, el número de polinucleares neutrófilos y eosinófilos, mejora la circulación cerebral, el apetito, la

coordinación de los movimientos y aumenta la receptividad de los órganos de la vista y del oído.

Estimula la función endocrina de las glándulas sexuales y suprarrenales. Posee acción gonadotropa, sobre todo en lo que se refiere a la próstata y vesículas seminales, normaliza la tensión arterial, la circulación coronaria y disminuye el colesterol.

Otros usos:
Tiene un ligero efecto antiinflamatorio, mejora la permeabilidad capilar y se le han encontrado acciones positivas en la diabetes y la hipotensión. Es afrodisiaco moderado en mujeres.

Toxicidad:
No tiene toxicidad. No emplear cuando hay fiebre, en la hipertensión, taquicardias o riesgo de infarto.

ENCINA
Quercus ilex

Botánica:
Crece hasta una altura de 20 metros y sus hojas perennes son correosas y elípticas. Se le encuentra silvestre en laderas pedregosas y regiones marítimas. Ha servido para coronar a los soldados valerosos pues se la asocia con la fortaleza y la lealtad.

Recolección:
Proporcionan la bellota, de 2 a 3 cm. de longitud, con casi la mitad inferior encerrada en el cáliz.

Partes utilizadas:
Todo el árbol, incluidos los frutos y la corteza.

Composición:
Taninos y ácido gálico.

Usos medicinales:
Externamente en amigdalitis, estomatitis, encías sangrantes, grietas del pezón y anales, hemorroides, sabañones y lavados vaginales.
Frena las hemorragias intestinales e incluso las pulmonares y urinarias.
Otros usos:
De madera muy fuerte y pesada, se emplea para fabricar ruedas, postes de la luz, porras o para lograr carbón vegetal.
Con la corteza se puede teñir tejidos, muebles o curtir pieles.
Toxicidad:
No se conoce.

ENDRINO
Prunus spinosa

Botánica:
Se trata del árbol que dio origen al Cerezo doméstico después de un cruce con el Prunus cesasifera. Pertenece igualmente a la familia de las Rosáceas y se le conoce como Ciruelo silvestre.
Partes utilizadas:
Se emplea la corteza del tronco, las ramas, las raíces y los frutos.
Composición:
Contienen nitrilglucósidos, amigdalina, cumarinas y flavonoides en las flores. Los frutos sacarosa, pectina, vitamina C, ácido málico y en su pigmento puniciamina.

Usos medicinales:

Los frutos son astringentes. Es un eficaz antidiarreico que calma los espasmos intestinales. También se le considera un reconstituyente. La corteza y las hojas son hipoglucemiantes y antipiréticas, y las flores laxantes y diuréticas. Los frutos estimulan el apetito, mejoran la digestión y localmente detiene las hemorragias de nariz. También se emplea por vía externa para las gingivitis, faringitis y estomatitis.

Otros usos:
Con los frutos macerados durante dos meses en alcohol se elabora un licor muy apreciado y mermeladas. También se emplea para la insuficiencia cardiaca, los edemas, dolores intensos del globo ocular y en las sienes.

Toxicidad:
Los frutos no son tóxicos, pero sí lo son la corteza y la raíz por su contenido en ácido prúsico. De igual modo, las semillas contienen ácido clorhídrico, lo que las hace también tóxicas.

ENEBRO
Juniperus communis

Botánica:
Arbusto de la familia de las Cupresáceas que alcanza hasta los 15 metros de altura y que puede vivir hasta 100 años. De hojas muy puntiagudas de color verde puede tener flores masculinas o femeninas y sus frutos son una baya formada por las brácteas que rodean las flores, de color gris azulado. Crece por toda Europa tanto en llanura como en montaña, aunque ahora es producto de cultivo.

Recolección:
Las flores salen en mayo, mientras que las bayas tardan dos años en madurar.

Partes utilizadas:
Bayas y corteza
Composición:
Terpenol, borneol, pineno, canfeno, alcanfor, juniperina, glúcidos, ácido glicólico, taninos y azúcar.

Usos medicinales:
Diurético, antianoréxico y antirreumático. Se emplea para eliminar cálculos renales y mejorar la eliminación de líquidos. Baja moderadamente la tensión arterial, elimina el ácido úrico, alivia la gota y ayuda a mejorar la diabetes. Externamente se emplea en neuralgias, hongos y dolores reumáticos. También en catarros, bronquitis y asma.
Otros usos:
La esencia se emplea para elaborar licores. Se recomienda contra la halitosis, la hemicránea y como sudorífero.
Toxicidad:
Su grado de toxicidad es bajo a dosis normales. Los frutos tienen alta toxicidad y no se deben emplear por su acción tóxica sobre el riñón. No utilizar esta planta durante el embarazo, ni en presencia de fiebre del heno.

ENELDO
Anethum graveolens

Botánica:
Utilizado desde antiguo por sus propiedades inductoras al sueño, esta planta de origen escandinavo de gran parecido con el hinojo, necesita mucho sol y crece en cualquier tipo de suelo. Si la plantamos en jardín deberemos guardar una distancia entre los brotes de 20 cm. ya que alcanzan una altura de al menos 60 cm.

No es una planta que soporte el trasplante, por lo que deberemos evitar cogerla silvestre y utilizar mejor las semillas. Se le conoce como Falso anís.

Recolección:
Se recoge cuando la planta tiene flor y las semillas se tiñen de castaño. En ese momento corte los tallos floridos y póngalos a secar.
La recolección se hace en la temporada más cálida, cuando es rica en semillas y flores. Si la plantamos en primavera lo más probable es que ese verano ya la tengamos crecida.
Partes utilizadas:
Se emplean los frutos.
Composición:
Aceite esencial, grasa y varios ácidos.

Acciones medicinales:
Estimula la secreción de los jugos gástricos, combate la flatulencia y posee ligero efecto antiespasmódico. Combate las infecciones urinarias femeninas, bastando con un baño de asiento caliente, y refresca el aliento.
Otros usos:
Hipo, estomatitis y vómito.
Toxicidad:
No se conoce.

EQUINÁCEA
Echinacea angustifolia

Botánica:
Se encuentra abundante en praderas húmedas de alta montaña y es originaria de América del Norte.

Partes utilizadas:
Flores y raíz
Composición:
Resina, equinaceína, equinacósido, inulina, glucosa, betaína, fructosa, fitolelanos y aceite esencial.

Usos medicinales:
Antibiótica y antitérmica. Es un excelente antibiótico natural que estimula, además, el sistema defensivo. Baja la fiebre, es antiinflamatorio y analgésico, pudiéndose emplear incluso en afecciones vírales. Estimula la producción de interferón, inhibe las enzimas hialuronidasas en las bacterias, aumenta la actividad de los fagocitos séricos y tisulares, acelera y refuerza los fibroblastos, y eleva los niveles de properdina, indicador de la respuesta del organismo ante una infección.
Externamente conserva las mismas propiedades en gargarismos, heridas infectadas, quemaduras y como cicatrizante. Puede producir sudor y un aumento de la saliva. Se puede emplear como preventivo de enfermedades infecciosas de invierno.
Es eficaz en la inflamación de los ganglios linfáticos, los abscesos, mastitis, fiebre puerperal, erisipela, úlceras varicosas.

Otros usos:
Se le ha encontrado sinergia con el tomillo. Parece que puede ayudar a aumentar la cantidad de glóbulos rojos en los pacientes con cáncer que están siendo radiados. Es eficaz en las picaduras de insectos. Se recomienda emplear la raíz fresca.
Toxicidad:
No tiene toxicidad.

ERÍSIMO (Jaramago)
Sisymbrium officinale

Botánica:
Pertenece a las Crucíferas, de tallo erecto de hasta 80 cm y pequeñas flores amarillas. Se la conoce como *Hierba de los cantores o Hierba de San Alberto* y tiene un periodo de floración muy amplio que llega desde marzo a septiembre. Sus mejores propiedades se encuentran en los meses de julio y agosto, aunque se hace imprescindible secarla rápidamente a la sombra y guardarla en frascos herméticos y opacos.

Recolección:
Se recoge toda la planta entre julio y agosto.

Partes utilizadas:
Hay que emplearla fresca, porque seca pierde casi todas sus propiedades.

Composición:
Mucílagos, dextrina, esencias, mirosina, pectina y glucósidos.

Usos medicinales:
Es balsámico, antiinflamatorio, espasmolítico. Es el mejor remedio contra las afonías, incluso crónicas. Suaviza rápidamente la garganta y las cuerdas bucales. También alivia la bronquitis, el asma y facilita la expulsión de los cálculos biliares.

Otros usos:
Es mejor comerla fresca en ensalada o utilizar su extracto. Tiene buenas propiedades contra el escorbuto.

Toxicidad:
No tiene toxicidad.

ESPINO AMARILLO
Hippophaë rhamnoides

Botánica:
También conocido como *Espino de Mar*, es un árbol pequeño de hoja caduca con una altura de hasta 8 metros. Sus ramitas contienen espinas y se le encuentra en suelos arenosos y a lo largo de las orillas de los ríos.
Recolección:
Las pequeñas flores bisexuales se abren en abril. Los frutos naranjas permanecen en el árbol hasta pasada la primavera.
Partes utilizadas:
Se emplean los frutos.
Composición:
Vitamina C.

Usos medicinales:
Tiene propiedades astringentes y suavizantes de la mucosa intestinal. La riqueza tan alta en vitamina C lo hace idóneo para los casos en que se necesite un suplemento continuado de esta vitamina. Su pulpa, de sabor poco agradable, necesita endulzarse con miel, empleándose como preventivo de las enfermedades invernales y la mayoría de las infecciones.
Otros usos:
También es eficaz para mantener la integridad de la pared vascular sanguínea, mejorar su permeabilidad y evitar las hemorragias por fragilidad.

Toxicidad:
No tiene toxicidad.

ESPINO BLANCO
Crataegus oxyacantha

Botánica:
Arbusto que puede alcanzar incluso los 10 m de altura, muy ramificado y dotado de fuertes espinas. Las flores blancas se agrupan en pequeños corimbos y dan lugar al fruto, una avellana de color rojo, la cual está oculta en otro falso fruto ovalado. Se suele confundir con el Espino Albar (Crataegus monogynata) o Majuelo, el cual puede llegar a vivir hasta 300 años, aunque sus propiedades medicinales son menores.

Recolección:
Se recogen sus hojas en casi todo el año, antes de su floración que es muy corta.

Partes utilizadas:
Se emplean las flores.

Composición:
Contiene purinas, colina, ácidos triterpénicos, crataególico, flavonoides, quercetol, ácido caféico, antocianinas, histamina, aminopurinas, taninos y vitamina C.

Usos medicinales:
Hipotensora, cardiotónica, calmante y antiespasmódico. Es el remedio de elección en toda la patología cardiaca, en especia la insuficiencia. Regula la tensión arterial alta y baja, la tensión descompensada y corrige las taquicardias y palpitaciones, especialmente de origen nervioso. Mejora la arteriosclerosis, el exceso de colesterol, y los espasmos vasculares. La corteza se empleaba contra la malaria. Su

acción está más en la continuidad que en la dosis, ya que, dosis más altas no tienen mejores efectos.

Otros usos:
Es una buena planta para elaborar deliciosos y útiles vinos medicinales. Con la madera se hacen útiles de torno y ebanistería. Se emplea contra el insomnio y los vértigos.

Toxicidad:
No tiene toxicidad. A dosis altas puede originar bradicardia.

ESPIRULINA
Spirulina maxima

Botánica:
Perteneciente al grupo de los cianófitos, la importancia dietética de estas algas verdeazuladas se descubrió en 1962, durante unas investigaciones realizadas en los lagos del valle de Texcoco, en Méjico. Se trata de una planta unicelular minúscula que crece en aguas saladas y alcalinas, y se cree que tiene ya tres millones de años, siendo anterior su existencia incluso a la de los insectos.

Partes utilizadas:
Toda la planta

Composición:
Vitaminas, aminoácidos, proteínas, carotenos, mucílagos y ácidos grasos. También: ácido palmítico, esteárico, sitosterol y oleico, además de clorofila 600 mg/100 gr, carotenos, alcoholes triterpénicos, y estigmasterol.

Usos medicinales:
Nutriente, anorexígeno. Calma el centro del apetito y por ello es un buen remedio contra la obesidad. Tiene efecto diurético y por su contenido nutritivo es adecuado para personas que

necesiten suplementos sin que éstos les engorden. Tomado media hora antes de las comidas adelgaza, pero si se toma al terminar es posible que produzca el efecto contrario, ya que mejora la síntesis de las proteínas.

Otros usos:
Tiene sinergia con el fucus en la obesidad. Se le han encontrado efectos como antioxidante y antimicrobiano, además de estimular la producción de melalina, favorecer el crecimiento, mejorar la memoria y la arteriosclerosis.

Toxicidad:
No tiene toxicidad.

ESPLIEGO
Lavandula latifolia

Botánica:
Subarbusto anual de ramas sin hojas hasta la parte basal, con hojas de color verde claro que terminan en lanza, llegando alcanzar el metro de altura. Las flores son violáceas y el fruto de color pardo oscuro. Crece espontáneamente en zonas de litoral y montaña y se puede cultivar fácilmente.

Recolección:
Se realiza en verano.

Partes utilizadas:
Se emplean sus flores antes de abrirse dejándolas a la sombra sin que la temperatura pase de 35º C.

Composición:
Linalol, cumarina, tanino, saponina, heterósidos y acetato de linalino.

Usos medicinales:

Es ligeramente sedante, antiespasmódica, diurética e hipotensora. Se emplea para moderar la irritabilidad, la agresividad y la neurastenia. Tiene efectos balsámicos y antisépticos en las afecciones del aparato respiratorio. También se emplea en hemicráneas, jaquecas, alergias y para mejorar la digestión en personas nerviosas. Externamente es muy eficaz para calmar dolores reumáticos, en las dermatosis y para la alopecia. La infusión sirve igualmente para lavar heridas, llagas, quemaduras y aliviar el dolor. Antiguamente se le consideraba un buen remedio contra la blenorragia.

Otros usos:
Su aceite esencial puede emplearse para neutralizar el veneno de las víboras, aunque no es un efecto contrastado.

Toxicidad:
No tiene toxicidad.

ESTRAGÓN
Artemisia dracunculus

Botánica:
Arbusto que puede alcanzar incluso los 10 m de altura, muy ramificado y dotado de fuertes espinas. Las flores blancas se agrupan en pequeños corimbos y dan lugar al fruto, una avellana de color rojo, la cual está oculta en otro falso fruto ovalado. Se suele confundir con el Espino Albar (Crataegus monogynata) o Majuelo, el cual puede llegar a vivir hasta 300 años, aunque sus propiedades medicinales son menores.

Botánica:
Especie vivaz que se multiplica por raíz y división de matas, y que requiere un clima templado, tierra fértil, permeable y fresca, carente de arcilla. Alcanza una altura de 60 cm. y gran

anchura, aunque hay que renovarlas cada cuatro años. Necesita mucho sol y un terreno de buen drenaje, así lograremos una planta enérgica, de gruesos espolones que utilizaremos después para la reproducción. En invierno agradece una adecuada protección. Se le conoce también como Ajenjo y estragón ruso o francés.

Recolección:
Se hace en primavera y verano, cada treinta días, cortando las ramas maduras cuando florece y separando después las hojas. Se secan en bastidores con fondo de tela mosquitera. Aunque las hojas carecen de olor, tiene un fuerte sabor, ligeramente amargo. Hay que manejarlas con cuidado, porque manchan.

Partes utilizadas:
Se emplean las hojas.

Composición:
Contiene felandreno, acimeno, herniarina, estragol y terpenos. Yodo y vitaminas A y C.

Acciones medicinales:
Básicamente, se la reconoce como una especie culinaria estimulante del apetito y de las funciones digestivas. Internamente se administra en la anorexia, las digestiones lentas, la aerofagia, las infecciones intestinales, contra los parásitos intestinales y en las reglas dolorosas o irregulares. Aplicado localmente puede aliviar los dolores de muelas por su efecto anestésico, pero no tiene propiedades antibióticas. En estos casos se aplican las hojas machacadas directamente en la muela, aunque también puede emplear el extracto o la esencia empleando un algodón, aunque puede dar lugar a reacciones alérgicas en personas predispuestas. Se le conoce también como *Ajenjo* y estragón ruso o francés.

Toxicidad:
No se le reconocen efectos en su aplicación externa.

EUCALIPTO
Eucalyptus globulus

Botánica:
Este árbol de grandes dimensiones, con tronco liso y recto, proporciona frutos en cápsula, en la cual se albergan las semillas.
Procedente de Australia, es un árbol menospreciado y atacado por los ecologistas, los cuales le acusan de secar y empobrecer el terreno y destruir las especies autóctonas. Lo cierto es que es un árbol muy útil para el hombre ya que su crecimiento es muy rápido, se aclimata a la mayoría de los lugares, es vigoroso y proporciona madera y esencias muy utilizadas.

Recolección:
Se pueden recoger hojas en cualquier época del año.

Partes utilizadas:
Se emplean las hojas y frutos.

Composición:
Contiene aceite esencial con eucaliptol, pineno, aldehídos, canfeno, cetonas, taninos, azuleno y flavona.

Usos medicinales:
Antiséptico, antifebril, balsámico e hipoglucemiante. Es un clásico remedio en los resfriados, la sinusitis y las afecciones pulmonares. Se ha empleado contra la malaria y las fiebres de origen respiratorio e incluso contra las infecciones de orina por su efecto antiséptico. Es ligeramente estimulante, mejora la gripe y despeja las vías respiratorias obstruidas. Posee un

efecto moderado contra la diabetes y los parásitos intestinales.

Otros usos:

Externamente se emplea como ambientador, para desinfectar los lugares cerrados, para realizar vahos y en forma de pomada para dar fricciones, absorbiéndose muy bien a través de la piel. Se puede emplear con éxito contra el Paludismo y enfermedades febriles de vías respiratorias.

Toxicidad:

No tiene toxicidad.

EUFRASIA
Euphrasia officinalis

Botánica:

Planta de 25 cm. de altura perteneciente a las Escrofulariáceas. Se encuentra en lugares soleados, cerca de matorrales, al borde de bosques y brezales. Se aferra a las hierbas por medio de filamentos absorbentes. Tanto el tallo como las hojas están cubiertos de vello.

Recolección:

Flore de mayo hasta octubre.

Partes utilizadas:

Se emplean las flores.

Composición:

Tanino, aucubina, flavonoides, rinantina y alcaloides.

Usos medicinales:

Astringente y antiinflamatoria. Es la mejor planta medicinal para el lavado de ojos, mucho más eficaz que la popular manzanilla. Descongestiona las inflamaciones de los párpados, de la córnea y del saco lagrimal.

Otros usos:
También tiene efectos como descongestionante nasal y en las digestiones lentas. Se recomienda emplear solamente para lavados oculares. No es eficaz por vía interna para mejorar los problemas de los ojos.

Toxicidad:
Tiene toxicidad media por vía oral e inocua para lavados oculares.

FRÁNGULA (Arraclán)
Rhammus frangula

Botánica:
Es un arbusto perteneciente a las Ramnáceas. Alcanza los tres metros de altura, tiene el tronco recto con corteza blanda de color gris claro y hojas ovales de borde liso. Las flores son blancas o rosas. Necesita almacenarse durante un año para que se desarrolle una acción enzimática que forme los glucósidos antraquinónicos.

Recolección:
Entre abril y junio, cuando la maduración es completa.

Partes utilizadas:
Se emplea la corteza.

Composición:
Compuestos antraquinónicos (emodol, crisofanol, frangulósidos A y B, frangularósidos, glucofrangularósidos).

Usos medicinales:
Esencialmente en el estreñimiento.

Otros usos:
También para provocar el vómito.

Toxicidad:
No emplear más de cinco días seguidos.

FRESNO
Fraxinus excelsior

Botánica:
Perteneciente a la familia de las Oleáceas, es un árbol que alcanza los 20 metros de altura. De tronco recto y liso, ramas densas y hojas pequeñas, se le encuentra en el norte de España en lugares frescos cerca de los ríos.
Recolección:
Los frutos maduran en otoño.
Partes utilizadas:
Se emplean la corteza de las ramas jóvenes y las hojas.
Composición:
Quercetina, tanino, ácido málico, inositol, manitol, cumarina y flavonoides.
Usos medicinales:
Es antiinflamatorio, diurético, astringente y antifebril. Se emplea en las afecciones reumáticas, tanto interna como externamente, en los traumatismos y en las disfunciones hepáticas. También posee efectos para disolver cálculos renales y para eliminar el ácido úrico, aliviando la gota. Ayuda a controlar la obesidad, baja la fiebre, posee efectos tónicos y alivia las neuralgias.

Otros usos:
Antiguamente se empleaba como antídoto contra el veneno de las víboras. Con la madera se fabrican palos para la práctica de diferentes deportes, mangos de herramientas, bastones y percheros.

Toxicidad:
No se conoce.

FUCUS
Fucus vesiculosus

Botánica:
Conocida también como Encina de mar, es el alga más abundante en nuestras costas. De color pardo, pertenece a la familia de las Feofíceas, se encuentra en la zona norte donde hay grandes mareas. Su longitud puede alcanzar hasta un metro, por lo que unido a la gran cantidad de agua que contienen en ese momento tienen un gran peso que dificulta su extracción.

Recolección:
Se acumula en grandes cantidades en el fondo y son recolectadas mediante barcas adecuadas que tienen dispositivos para cortarlas allí mismo antes de subirlas a bordo.
Partes utilizadas:
Toda la planta
Composición:
Cloro, calcio, sílice, hierro, iodo, potasio, bromo, magnesio, vitaminas A, C y D, manitol, algina y laminaria.

Usos medicinales:
Remineralizante, anorexígeno, depurativo. Se emplea mundialmente contra la obesidad, el bocio, la celulitis, el hipotiroidismo y la bulimia. Combate el exceso de colesterol.
Otros usos:

Externamente se emplea en pomadas, geles y lociones para el tratamiento externo de la obesidad, teniendo un pequeño efecto liposoluble local. Mejora la cicatrización de las heridas.

Internamente se emplea en tuberculosis cutánea, esclerosis vascular y tumefacción de los ganglios linfáticos.

Toxicidad:
Su grado de toxicidad es bajo y depende de la sensibilidad del individuo al yodo. No es conveniente administrarlo en casos de hipertiroidismo, hipertensión arterial o nerviosismo.

FUMARIA
Fumaria officinalis

Botánica:
Planta de 50 cm. de alto perteneciente a las Papaveráceas. Tiene un desagradable olor, flores purpúreas de corolas de cuatro pétalos, agrupadas en espigas terminales en cuyo fruto hay una sola semilla.

Recolección:
Florece de enero a septiembre.

Partes utilizadas:
Se emplean las flores.

Composición:
Flavonoides, alcaloides, ácido fumárico, fenólico, caféico y clorogénico.

Usos medicinales:
Excelente antihistamínico, y depurativo. Se emplea con éxito en la patología hepática, en las alergias, el reumatismo, los cálculos biliares y renales, y el asma. También se emplea para estimular la lactancia y como complemento en los

tratamientos antidiabéticos. En cirugía plástica se aplica directamente para evitar cicatrices.

Baja las transaminasas y el ácido úrico en sangre.

Otros usos:

Como diurética, hepática y laxante.

Toxicidad:

No tiene toxicidad.

GARCINIA CAMBOGIA
Tamarindo Malabar

Botánica:

La garcinia cambogia es un fruto indio cuyo pericarpio presenta un gran interés en dietética por su riqueza en AHC, químicamente muy similar al ácido cítrico, y que se extrae de la piel desecada del fruto de algunos árboles del sur de Asia pertenecientes al grupo Garcinia, siendo la Garcinia cambogia la especie que más destaca por poseer una mayor concentración.

Composición:

Ácido hidroxicítrico, lactosas y antocianósidos.

Usos medicinales:

Se emplea con éxito para combatir el exceso de colesterol en sangre. Una dosis de 750 miligramos al día, tomado dos horas antes de las comidas, inhibe el apetito, especialmente si lo unimos a suplementos de cromo orgánico. Tiene un ligero efecto en el metabolismo que acelera la combustión interna de los alimentos y evita la conversión de los carbohidratos en grasas.

Mejora la producción de glucógeno por parte del hígado, lo que le convierte en un energético adecuado para deportistas. Evita la degeneración grasa del hígado.
También aumenta la concentración de glucógeno en el organismo, produciéndose la supresión del apetito y el ansia de comer. Como supresor del apetito actúa a nivel periférico.
 Como resumen:
reduce la síntesis de grasas y triglicéridos
eleva los niveles de energía
reduce el colesterol total
disminuye el LDL (colesterol malo).
aumenta el HDL (colesterol bueno).
promueve el aumento de masa muscular
aumenta la producción de glucógeno
no desarrolla tolerancia
no produce efecto rebote
aumenta la termogénesis.

GATUÑA
Ononis spinosa

Botánica:
Se trata de un arbusto perteneciente a las leguminosas Papilionáceas que alcanza los 70 cm de altura. De tallo pequeño y espinoso, tiene flores rojas o rosas reunidas en pequeños racimos.
Recolección:
Florece durante todo el verano.
Partes utilizadas:
Se emplea la raíz.
Composición:
Espirosina, transanetol, onocerina, ononina, mentol y taninos.

Usos medicinales:
Diurética y astringente. Se emplea en cistitis, litiasis renal, colelitiasis, falta de orina y reumatismos. Provoca sudor, facilita la emisión de bilis y es astringente.

Otros usos:
Externamente se emplea para faringitis. No aplicar externamente en heridas.
Toxicidad:
No tiene toxicidad.

GAYUBA
Arctostaphylos uva ursi

Botánica:
Pequeño arbusto de las Ericáceas, de ramas rectas o rastreras, muy flexibles y cubiertas de pelusilla.
Recolección:
Florece entre mayo y junio y en otoño maduran los frutos.
Partes utilizadas:
Se emplean las hojas.

Composición:
Pigmentos flavónicos, triterpenos, alantoína, uvaol, materias grasas, ceras y resinas. Taninos, glucósidos y arbutósido. Al eliminarse por vía renal los glucósidos liberan hidroquinona y metilhidroquinona, ejerciendo así su efecto desinfectante.

Usos medicinales:
Es astringente, diurética, bactericida y cicatrizante. Especialmente para infecciones e inflamaciones de las vías

urinarias, sobre todo si la orina es alcalina. Aumenta la eliminación de orina de una manera suave, siendo muy eficaz para el tratamiento de la incontinencia urinaria. Elimina las arenillas de los riñones y alivia las prostatitis. Las dosis deben ser continuadas y durante pocos días, especialmente para aprovechar adecuadamente su efecto antibiótico.

Por la presencia de taninos, se le atribuyen propiedades antitumorales, aunque existen controversias sobre ello.

Otros usos:
Externamente se emplea para lavar heridas y úlceras por decúbito. Tiene sinergia con la Grama en las infecciones urinarias. Aplicada localmente alivia la mastitis de las vacas. Se emplea para dar aroma al tabaco de pipa.

Toxicidad:
Aunque no tiene toxicidad no administrar durante el embarazo ni en presencia de nefritis. Su contenido en abundantes taninos puede irritar la mucosa gástrica en tratamientos prolongados. No consumir simultáneamente alimentos ácidos.

Importante: puede colorear la orina, aunque este efecto no altera sus propiedades.

GENCIANA
Gentiana lutea

Botánica:
Crece espontánea en lugares altos de montaña o en valles nevados. Puede alcanzar el metro de altura con un tallo erguido y liso. Sus hojas son ovales, puntiagudas y con cinco nervios. Las flores amarillas se reúnen en las axilas de las hojas más altas y el cáliz está dividido en cinco pequeños dientes. Pertenece a la familia de las Gencianáceas.

Recolección:
Se pueden recoger hojas en cualquier época del año.
Partes utilizadas:
Se emplean las raíces.
Composición:
Genciana, genciopicrina, azúcares, tanino, lípidos y pectina.

Usos medicinales:
Tiene buena reputación como aperitivo, empleándose por este motivo en la fabricación de licores. Se utiliza con éxito en la anorexia rebelde y para favorecer la digestión. Es tónico general y ayuda a bajar la fiebre. Estimula la función biliar, ayuda a engordar y a formar sangre nueva; es antiinflamatoria, ligeramente hemostática y aumenta la formación de glóbulos blancos.
Otros usos:
Tiene sinergia con la alcachofa. Es eficaz contra la malaria.
Toxicidad:
Su grado de toxicidad es bajo. A dosis altas puede producir vómito e hipertensión. No administrar a mujeres lactantes puesto que el sabor puede pasar a la leche.

GERANIO
Pelargonium graveolens

Botánica:
El geranio forma arbustos de 90 cm. con hojas dentadas de color verde. Sus flores habitualmente son rosas que brotan en verano y necesitan un suelo bien drenado algo fértil. En condiciones favorables pueden crecer muy rápido y dar una gran fragancia.
Recolección:

Se multiplican por esquejes, los cuales se toman de las plantas a finales del verano. No debe trasplantarse al exterior si hay riesgo de heladas y si es así es mejor ponerlas en tiestos protegidos del frío. Los esquejes agradecen una tierra arenosa, pero no hay que obtenerlos dejando los tallos demasiado cortos.

Partes utilizadas:
Se emplean las hojas y flores.

Composición:
Contiene alcohol de feniletil, citronella, geraniol, linalol y terpinol.

Acciones medicinales:
Se le reconocen acciones como hemostático, cicatrizante, antiséptico, hipoglucemiante y anticanceroso general. Para la limpieza de la piel, antitumoral, obesidad, reafirmación del busto, ansiedad y debilidad. Internamente es un moderado antidiabético, controla la tendencia a las hemorragias y las úlceras, así como tiene algunas acciones contra la esterilidad y la astenia.

Otros usos:
En uso externo es un buen ahuyentador de las avispas, mejora las varices y sabañones, así como alivia el herpes, las úlceras por decúbito y las aftas bucales.

Toxicidad:
No se conoce.

GERANIO AFRICANO
Pelargonium sidoides

Botánica

Pelargonium sidoides, es una planta medicinal nativa de la zona sur de África. Entre los nombres comunes se incluyen Umckaloabo y Geranio de Sudáfrica.

Composición

Proantocianidinas constituidas predominantemente por unidades de catecol y galocatecol (40%), hidratos de carbono monoméricos y oligoméricos (12%), minerales (12%), péptidos (10%), derivados de purina (2%), cumarinas sustituidas (2%) y en parte, sustancia desconocida (22%). Ácido gálico.

Dosis

Una dosis típica para adultos del extracto probado estandarizado de raíz es de 30 gotas tres veces al día. Para niños de 6 a 11 años de edad, esta dosis se reduce típicamente a 20 gotas tres veces al día. Sin embargo, otros productos además de la formulación probada pueden variar en fuerza. Por lo tanto, le recomendamos que siga las instrucciones de la etiqueta.

Usos medicinales

El Geranio africano es muy eficaz para el tratamiento de la bronquitis aguda, ya que aumenta la tasa de curación natural del cuerpo. Los estudios han encontrado que entre un 40 y un 60% de los pacientes que sufren de bronquitis aguda pueden solucionar sus síntomas en una semana tomando un suplemento de Pelargonium. Además, ayuda con los síntomas asociados a la bronquitis como pueden ser el dolor de cabeza, la fiebre, la fatiga, la tos, el dolor en el pecho al toser, esputos en los pulmones, ronquidos, y el goteo nasal

Puede reducir la duración del resfriado común, y ayudar con el tratamiento de los síntomas.

También mitiga los ataques de asma.

Ayuda a combatir los virus y estimula el sistema inmunológico. Es capaz de luchar contra la infección por Helicobacter pylori, que es la bacteria del estómago que causa úlceras estomacales. Y reduce la replicación del virus herpes simplex. Tiene claras características antibacterianas contra estreptococos, estafilococos y Bacillus cereus.

Experiencias

Se revisaron diez ensayos clínicos aleatorios de los cuales ocho fueron de calidad suficiente para su inclusión en los análisis. Tres ensayos trataron la bronquitis aguda en adultos y mostraron resultados inconsistentes, aunque en general positivos, en la resolución de los síntomas (todos los síntomas, tos y producción de esputo). En la bronquitis aguda en los niños también hubo tres estudios que mostraron un efecto combinado inconsistente aunque en general positivo. Los datos disponibles indican que los comprimidos pueden ser menos efectivos comparados con el extracto alcohólico. Hubo un estudio disponible para el tratamiento de la sinusitis aguda y uno para el resfriado común en adultos. Ambos indicaron que el fármaco fue efectivo para resolver todos los síntomas, incluidas las cefaleas y la congestión nasal cuando se administró por un período prolongado.

Interfiere en los efectos citopatógenos inducidos por virus y en la replicación de cepas de virus (H1N1, H3N2) de la gripe estacional, virus respiratorio sincitial, coronavirus humano, virus parainfluenza y el virus Coxsackie pero no afectó la replicación de la gripe aviar, adenovirus o rinovirus.

El *Pelargonium sidoides* modula la producción secretora de inmunoglobulina A en la saliva, tanto la interleucina-15 y la interleucina-6 en suero, y la interleucina-15 en la mucosa nasal. Se aumentaron los niveles secretados de inmunoglobulina A, mientras que los niveles de IL-15 e IL-6 disminuyeron. Basándose en esta evidencia, sugerimos que este medicamento a base de hierbas puede ejercer una fuerte influencia de modulación de la respuesta inmune asociada con la mucosa de la vía aérea superior.

Conclusiones de los autores:
P. sidoides puede ser efectivo para aliviar los síntomas de la rinosinusitis aguda y del resfriado común en adultos. Puede ser efectivo para aliviar los síntomas de la bronquitis aguda en adultos y niños, y de la sinusitis en adultos.

Contraindicaciones
Hipersensibilidad; tendencia elevada a las hemorragias; tratamiento concomitante con anticoagulantes; enfermedades hepáticas y renales severas.

GINKGO
Ginkgo biloba

Botánica:
Se trata del único ejemplar de la familia de las Ginkgoáceas. Se le reconocen ejemplares en el Terciario y se le considera un fósil viviente único. Original de China y Japón, en donde era un árbol sagrado que adornaba palacios y templos, ahora está extendido por toda Europa. Tiene un diámetro de 2 metros y alcanza los 30 metros de altura.

Recolección:
Las hojas cambian de color antes de su caída en otoño. Sus frutos despiden un olor desagradable cuando caen al suelo.

Partes utilizadas:
Se emplean las hojas.

Composición:
Antocianinas, flavonoides y ginkgólidos.

Usos medicinales:
Excelente venotónico en varices y hemorroides. Mejora la circulación cerebral, la insuficiencia circulatoria y la fragilidad capilar, siendo especialmente importante en ancianos.
Se comporta como un poderoso antioxidante, aumentando la cantidad de oxígeno disponible para el cerebro, al mismo tiempo que evita la coagulación excesiva de la sangre. Se cree que el Ginkgo también puede ayudar a mejorar la transmisión de información en las células cerebrales, el tiempo de reacción en pruebas de memoria, siendo especialmente eficaz en los pacientes con Alzheimer.

Otros usos:
Eficaz afrodisiaco por un aumento del volumen sanguíneo en los cuerpos cavernosos del pene, ejerciendo también como un moderado antidepresivo.

Toxicidad:
No tiene toxicidad.

GINSENG
Panax quinquefolium

Botánica:
Planta aromática de la familia de las Araliáceas de flores amarillas y frutos rojos. La raíz adopta formas caprichosas que se parecen a cuerpos humanos.

Recolección:
La raíz de seis años

Partes utilizadas:
Se emplea la raíz de seis años.

Composición:

Ginsenósidos, panaxósidos, ácido panáxico, saponina, fosfatos, estrógenos y las vitaminas C y B.

Usos medicinales:
Estimulante nervioso, hormonal y muscular, así como hipoglucemiante ligero, antiespasmódico y afrodisíaco. Es la planta medicinal más utilizada en todo el mundo y de la que todavía no conocemos todas sus propiedades. Se emplea con éxito en los decaimientos, agotamiento nervioso, estrés, fatiga intelectual, mala memoria y riego sanguíneo cerebral disminuido. También para corregir los problemas nerviosos y hormonales de la menopausia, para aumentar las defensas inespecíficas, en la disminución prematura de la potencia sexual, como regulador de la presión sanguínea y en las diabetes no estabilizadas.

Otros usos:
No se recomiendan dosis diarias superiores a los dos gramos, aunque se han logrado resultados óptimos en casos de insomnio empleando cinco gramos/día. En el mercado se encuentran preparados adulterados con azúcar y raíces de menos de seis años.

Toxicidad:
A pesar de que no tiene toxicidad, no hay que sobrepasar la dosis de dos gramos diarios.

GIRASOL
Helianthus annuus

Botánica:
Planta herbácea de gran tamaño y tallo recto, que se cultiva como planta oleaginosa y forrajera en todo el mundo, aunque originariamente es de Estados Unidos. La parte inferior del

tallo se cubre de grandes hojas y posteriormente se forma en su extremo una cabezuela compuesta de lígulas amarillas y de flores tubulares de color marrón.

Recolección:
Cuando las semillas están maduras hay que quitarle la cabeza y obtener las pipas frotando suavemente con la mano.

Partes utilizadas:
De cada planta podremos obtener medio kilo de semillas.

Composición:
Fitosterina, quercetina, betaína, colina, antocianos, fósforo y calcio en las flores.
Acido linoleico, oleico, palmítico, esteárico, lecitina y ácido caféico en las semillas.

Usos medicinales:
Combate la fiebre de cualquier origen, baja el colesterol y elimina los parásitos intestinales. Se emplea como alimento ocasional, aunque no por ello sus semillas dejan de tener importantes efectos terapéuticos, especialmente para bajar las cifras altas de colesterol gracias a su gran cantidad de ácidos grasos esenciales. Las hojas y flores en infusión bajan la fiebre en las enfermedades de vías respiratorias, en la malaria y disgregan las concentraciones de pus. Calman la tos, son antiinflamatorias, diuréticas y en uso externo se puede emplear su aceite para casos de reumatismo, esguinces y torceduras.

Otros usos:
Sus cabezuelas pueden contener más de mil semillas, las cuales, tostadas, pueden constituir un excelente café o chocolate.

Toxicidad:
No tiene toxicidad.

GORDOLOBO
Verbascum thapsus

Botánica:
Planta de la familia de las Escrofulariáceas, de tallo erecto de casi un metro de altura. Las hojas son verdes amarillentas, largas y grandes, y las flores amarillas. Toda la planta está cubierta de una pelusilla viscosa.

Recolección:
Durante el verano.
Partes utilizadas:
Las flores hay que guardarlas en frascos perfectamente tapados y opacos.
Composición:
Taninos, glucósidos, saponinas, mucílagos, carotenos, flavonoides y harpagósido.

Usos medicinales:
Balsámico, emoliente y expectorante. Se emplea preferentemente en las afecciones pulmonares, en amigdalitis y faringitis. Mejora el asma y las diarreas.

Otros usos:
Externamente se emplea en dermatosis, prurito, escoceduras, hemorroides y neuralgias.
Toxicidad:
Las flores no tienen toxicidad, pero sí las semillas.

GRAMA
Agropyron repens

Botánica:
Esta Gramínea crece en lugares arcillosos sin cultivar y a lo largo de cualquier muro. De sus rizomas rastreros salen tallos verticales de 80 cm. de altura.
Recolección:
Floración entre mayo y agosto.
Partes utilizadas:
Se emplea el rizoma seco o fresco
Composición:
Contiene potasio, sílice y fructosanos.

Usos medicinales:
Diurética. Es un buen remedio para las infecciones urinarias. Aumenta la cantidad de orina, calma los dolores en la cistitis y ayuda a eliminar los cálculos renales. Mejora, por tanto, la gota y el reumatismo.

Otros usos:
Se le han encontrado efectos positivos en las hepatopatías. Tiene sinergia con la Gayuba.
Toxicidad:
No tiene toxicidad.

GRAVIOLA
Annona muricata (Guanábana)

Árbol de hoja perenne, de 6 a 8 metros de altura, de copa hermosa, tronco recto de corteza lisa y color gris muy oscuro. Las hojas elíptico-aovadas y lustrosas, de color verde intenso por encima y blanquecinas por el envés.
Las flores grandes y solitarias de color amarillento.

La fruta es muy delicada de color verde oscuro cubierta de espinas suaves.

Composición

Las acetogeninas de las anonáceas son sustancias cerosas que resultan de la combinación de ácidos grasos para formar una lactona terminal.

Estos compuestos tienen acción directa sobre las mitocondrias, el ATP, el Aparato Reticular de Golgi, las membranas y plasma celular.

También contienen Bullatacin, Betasitosterol, Sitosterol, Campesterol, Ácido Mirístico, Ácido Esteárico, Stigmasterol, Aminoácidos, Vitaminas y Minerales que actúan a nivel Enzimático y Molecular.

Usos medicinales:

Su principal cualidad es la capacidad que posee para eliminar las células cancerosas, sin causar daño al resto de células sanas, hecho que sitúa su potencial, como tratamiento alternativo ante el cáncer, muy por encima de los convencionales con quimioterapia.

Posee cualidades anti-bacterianas, incluso contra hongos.

Otros usos:

Tiene propiedades antiparasitarias, vasodilatadoras, antiespasmódicas, antidiabéticas.

GRIFONIA SIMPLICIFOLIA

Botánica:

La Griffonia simplicifolia es un arbusto trepador leñoso que alcanza unos 3 metros, procedente de los países de África Occidental (principalmente Gana, Costa de Marfil y Togo).

Usos medicinales:
Tradicionalmente las semillas tienen entre otras propiedades la reputación de despertar el apetito sexual (afrodisíaco). También las hojas de esta planta se utilizan tradicionalmente para mejorar la salud.
En Occidente sin embargo, el arbusto también llamó la atención porque las semillas son ricas en 5-HTP (5-hidroxitriptófano), que en el cuerpo llega rápidamente al cerebro donde se convierte en serotonina. El uso de 5-HTP (bajo la forma de Griffonia simplicifolia) en lugar de triptófano omite el paso que limita la velocidad en la formación de serotonina: la conversión de L-triptófano en 5-HTP. Además el 5-HTP de la Griffonia se absorbe bien: tras ingestión aproximadamente el 70% llega a la circulación sanguínea.
La absorción de 5-HTP desde el intestino no es frenada por otros aminoácidos. Por lo tanto tampoco hace falta tomar el 5-HTP fuera de las comidas, como sí es el caso para el triptófano. A diferencia del triptófano, el 5-HTP se utiliza exclusivamente para la síntesis de serotonina. No se puede usar para la producción de proteínas ni tampoco convertirse en kinurenina y vitamina B3. A diferencia del L-triptófano, el 5-HTP tampoco precisa de una molécula transportadora para traspasar la barrera sangre-cerebro, por lo que no se produce competición con otros aminoácidos. Por ello, el 5-HTP no parece tener problemas para llegar al cerebro, donde rápidamente se convierte en serotonina. Por estas razones el 5-HTP (bajo la forma de Griffonia) es mucho más eficaz que el L-triptófano y se requieren dosificaciones mucho menores (hasta 10 veces menores).

GRINDELIA
Grindelia robusta

Botánica:
Subarbusto perenne que mide cerca de un metro y tiene hojas dentadas, rígidas, triangulares y terminadas en punta. Las flores tienen la cabezuela amarilla, con brácteas en varias capas. Se encuentra preferentemente en América en lugares áridos o con sal. Pertenece a la familia de las Compuestas.

Partes utilizadas:
Se emplean las sumidades floridas.

Composición:
Cumarinas, saponinas, ácidos fenólicos, fórmico, proteínas, grindelina, resina, flavonoides, borneol y taninos.

Usos medicinales:
Bactericida, antiespasmódica, balsámica y antitusígena. Es un excelente remedio en las afecciones bronquiales, enfisema, asma y tos irritativa, además de ser un excelente tónico vascular poco utilizado. Refuerza la fragilidad capilar, mejora la permeabilidad y la esencia tiene un fuerte poder bactericida en la patología bronquial.

Otros usos:
Externamente se puede emplear para la piel irritada. Tiene sinergia con la Drosera en afecciones que cursen con tos y disnea.

Toxicidad:
No tiene toxicidad. Su uso continuado produce bradicardia.

GROSELLERO NEGRO
Ribes nigrum

Botánica:
Arbusto perteneciente a las Saxifragáceas, que crece en lugares húmedos y elevados. Su tallo es erecto, con hojas grandes con la cara inferior cubierta de vesículas amarillas. Los frutos son bayas negras, moteadas de amarillo, agrupados en racimos.
Se conocen un centenar de especies.

Recolección:
En abril y mayo las flores, y al final del verano los frutos.
Partes utilizadas:
Se emplean los frutos y las hojas.
Composición:
Pectina, mucílagos, vitaminas A, B1, B2 y C, sales minerales. También ácidos málico, cítrico y succínico.

Usos medicinales:
Las hojas y los brotes son diuréticos y los frutos, venotónicos. Se emplea como antiséptico de las vías respiratorias y como antiinflamatorio. Es estimulante de las suprarrenales, antialérgico eficaz, mejora la agudeza visual y mantiene la pared venosa en buen estado. Vitamínico y nutritivo, es buen antirreumático y diurético suave.
Localmente se emplea la pulpa fresca para aplicar en quemaduras, pues quita el dolor e impide la formación de llagas.
Otros usos:
Es un buen remedio para emplear en homeopatía.
Con los frutos se prepara un zumo dulce.
Toxicidad:
No tiene toxicidad.

GUARANÁ
Paullinia cupana

Botánica:
Planta trepadora que crece endémica en la cuenca amazónica norteña.

Partes utilizadas:
La goma o pasta de guaraná se obtiene de las semillas, desprovistas de tegumento y habitualmente tostadas y pulverizadas

Composición:
C cafeína, teobromina, taninos, saponósidos, aceite esencial, derivados alquilfenoles, estragol y anetol.

Usos medicinales:
Es un estimulante del sistema nervioso central por su contenido en cafeína. La cafeína se une a los receptores cerebrales adenosínicos, aumentando el estado de vigilia, y tiene un efecto ergogénico (aumenta la capacidad de realizar esfuerzo físico). Produce estimulación cardiaca, vasodilatación periférica y vasoconstricción a nivel craneal, por lo que se ha sugerido su empleo como antimigrañoso. Estimula la musculatura esquelética y el centro de la respiración. Además, aumenta la secreción ácida gástrica y la diuresis.

Por todo ello, el guaraná mejora el estado físico, la memoria, es hipoglucémico, antioxidante y antiagregante plaquetario.

Otros usos:
Frecuentemente se asocia a otras drogas como coadyuvante en regímenes de adelgazamiento.

Toxicidad:
La propia de la cafeína.

GUGULÓN
Commmiphora mukul

Botánica:
Goma oleaginosa que se extrae de un arbusto originario de India, Pakistán y Bangla Desh.
Para su extracción, se realizan una serie de incisiones en el tronco. Una vez recogido el exudado resinoso, se deja secar para su posterior fragmentación.
Composición:
Arabinosa, fucosa, galactosa y ácido glucurónico. El aceite esencial se caracteriza por la presencia de derivados del mirceno. También encontramos diterpenos de sesamina, esteroides, derivados del pregnano y del colestano.

Usos medicinales:
Posee interesantes propiedades hipolipidémicas, haciendo disminuir los lípidos totales, los triglicéridos y el colesterol, además de mejorar claramente el estado cardiaco. Por este motivo, se puede utilizar eficazmente en la prevención de la arteriosclerosis y la obesidad.
También como cardioprotector, hipolipemiante, antioxidante, estimulante Tiroideo, Antinflamatorio, en el Acné, Artritis, Endurecimiento de las arterias, colesterol, triglicéridos altos, iIndigestión, baja libido, menstruación irregular, artritis reumatoide.

Toxicidad: Tomar con precaución en casos de diarrea, síndrome de colon irritable o problemas en el hígado. Contraindicado en hepatitis, obstrucción biliar, hipertiroidismo, o junto con medicamentos hormonales para la tiroides. No en lactancia.

KAVA-KAVA
Piper methysticum

Partes utilizadas:
Raíz
Acción farmacológica:
Ansiolítico, Analgésico, Sedante, Anticonvulsivo. Tranquilizante, Relajante muscular, Relajante uterino. Soporífero, Ansiolítico, Estimulante, Tónico, Antiséptico Urinario, Analgésico.
Usos medicinales:
Nerviosismo, Estrés. Ansiedad, Insomnio, Nerviosismo, Estrés, Hiperactividad, Mareos, Dolor de Oídos, Dolor de Cabeza, Dolor Muscular, Dolor Menstrual, Dolor de Estomago, Dolor de Dientes, Síntomas de Menopausia, Epilepsia, Palpitaciones. Ansiedad, Insomnio, Dolor Muscular, Artritis, Reumatismo.

Toxicidad:
Toxicidad: baja. El uso muy prolongado puede traer problemas en la piel. Puede magnificar los efectos del alcohol, tranquilizantes, barbitúricos y depresores nerviosos. No en embarazo o en depresión endógena. Puede potenciar substancias que afecten el sistema nervioso central. No tomar por períodos mayores a tres meses seguidos.
No exceder dosis recomendada. No tomar por más de 4 semanas seguidas. No durante embarazo.

HAMAMELIS
Hammamelis virginiana

Botánica:

Pertenece a la familia de las Amamelidáceas. Se trata de un árbol pequeño con hojas alternas, de peciolo corto y de forma romboide con fuertes nervios que sobresalen por la cara inferior. Las flores tienen cortos pedúnculos y cuatro sépalos. Tiene un gran parecido con el Avellano aunque sus flores aparecen cuando se han caído las hojas. Los frutos se confunden por ello con las avellanas y cuando maduran estallan y expulsan fuertemente las semillas. En América se le considera una planta embrujada.

Recolección:
En otoño e invierno.
Partes utilizadas:
Se emplean las flores.
Composición:
Leucoantocianinas, quercetol, taninos, colina y saponinas.

Usos medicinales:
Astringente, hemostática y venotónica. Es un remedio tradicional en las enfermedades venosas, incluso por vía externa. Es antihemorrágica moderada, mejora la circulación, la pared vascular y levemente vasoconstrictora. Externamente tiene un ligero poder bactericida. Se conoce también como Flor de invierno o Vara Mosqueada y se le atribuyen también propiedades para el tratamiento externo de las heridas, especialmente cuando hay picaduras de insectos, en los picores intensos y las dermatitis. En gargarismos tiene una gran eficacia para los dolores de garganta y las heridas de la boca, debiendo emplear en estos casos una cucharadita de corteza por cada taza de agua hirviendo y dejar reposar durante 10 minutos.

Otros usos:
Tiene sinergia con la Milenrama en la patología venosa. Se emplea como colirio en conjuntivitis, aunque no es una solución idónea. También es eficaz contra la hipersecreción nasal.
Toxicidad:
No tiene toxicidad.

HARPAGOFITO (Garra del diablo)
Harpagophytum procumbens

Botánica:
Pertenece a las Pedaliáceas. Se trata de un fruto ramoso y leñoso equipado con barbas que parecen una garra. Crece en terrenos arenosos y arcillosos, junto a los caminos. Los brotes salen de la raíz primaria y yacen sobre el suelo. Se cultiva industrialmente en países africanos en terrenos muy profundos de suelo arenoso y arcilloso, generalmente cerca de los caminos que bordean lugares húmedos. Los brotes salen de una raíz tuberosa primaria de hasta 150 cm. de largo que se arrastra por el suelo. Sus hojas son pecioladas, erectas y lobuladas, mientras que de las axilas crecen flores de un color púrpura intenso similares a las del Digital. A lo largo de los bordes de las raíces existen unas protuberancias que se enganchan a las patas de los animales y gracias a ello se diseminan sin problemas.

En las raíces secundarias es donde se encuentran la mayor cantidad de principios medicinales activos, pero se hayan al menos a 60 cm. de profundidad y en ocasiones pueden llegar al metro.

Recolección:
Se recolectan las yemas y las raíces superficiales.

Partes utilizadas:
Yemas y raíces
Composición:
Procúmbico, harpagoquinona, harpagósido, harpágido, flavonoides, esteroles, estaquiosa y ácidos triterpénicos.

Usos medicinales:
Antiinflamatorio. Es el remedio natural más empleado en las afecciones reumáticas, superando en la mayoría de los casos a los compuestos químicos. Su ausencia de efectos secundarios y el hecho de que la curación llegue por la regeneración y no por el efecto analgésico, le hacen ser un antirreumático de primer orden. Tiene efectos analgésicos moderados y es eficaz en artrosis, artritis reumatoide y gota. No solamente se tolera bien a nivel gástrico sino que ejerce un efecto favorable en las afecciones gastrointestinales.
Otros usos:
Mejora las neuralgias, la prostatitis, el adenoma de próstata y el exceso de colesterol. También en litiasis renal.
Toxicidad:
Aunque no tiene toxicidad no administrar en el embarazo.

HELECHO MACHO
Dryopteris filix mas

Botánica:
Crece en bosques de forma desordenada hasta una altura de un metro o más. La reproducción se realiza mediante pequeñas vesículas situadas en el envés de las frondas. Pertenece a las Polipodiáceas. El rizoma recolectado junto con sus hojas, se limpia profundamente y se le despoja entonces de sus partes verdes y sus raíces, poniéndolo a secar

a la sombra a 35°. Poco a poco se va oscureciendo y es cuando se le extraen los principios medicinales que se emplean en uso externo en humanos y en veterinaria en uso interno para eliminar gusanos intestinales.

Recolección:
Se recolecta en mayo.

Partes utilizadas:
Se emplea el rizoma antes de su desarrollo total.

Composición:
Aspidinol, aspidina, filicina y ácido flavaspídico.

Usos medicinales:
Antihelmíntico.

Otros usos:
Se pueden elaborar confortables cojines y almohadas con los frondes.

Toxicidad:
Su grado de toxicidad es medio. No emplear en embarazadas, ni en cardiópatas.

HELENIO
Inula helenium

Botánica:
Suele estar presente en los jardines, mezclado con arbustos que le protegen y rodeado de hierba. De bella presencia y 1,8 m de altura, esta planta da flores similares a las margaritas, aunque de un diámetro de 7,5 cm. Agradece un suelo húmedo pero no encharcado y un lugar soleado.

Recolección: El trasplante se hace en primavera, bien sea utilizando semillas o por división y conviene regarlo en tiempo seco. Tarda tres años en desarrollarse plenamente.

Partes utilizadas:
Se emplean las raíces.
Composición:
Azuleno, inulina, helenina, mucílagos y fructosanos.

Usos medicinales:
Estomacal y antitusígena. Tiene efectos benéficos en infecciones de vías respiratorias. También mejora las funciones biliares, es diurética, ligeramente hipotensora y elimina parásitos intestinales. Favorece el sueño.
Otros usos:
Externamente se emplea para calmar el picor de piel, eliminar hongos y para lavar heridas y úlceras.
Toxicidad:
No tiene toxicidad. No emplear en diabéticos.

HELICRISIO (Siempreviva amarilla)
Helichrysium italicum

Botánica:
Planta con una altura de hasta 50 cm., originario del sur y centro de Europa, con capítulos florales que se agrupan en corimbos con un involucro de color amarillo brillante. Las flores, de color amarillo, son tubulares dispuestas en el centro. Se le encuentra en tierras áridas de monte y mar, bordes de carreteras y caminos.
Partes utilizadas:
Flores.
Composición:
Flavonoides, ácidos cafeico y ursólico, aceite esencial, principios amargos y taninos.

Usos medicinales:
Colerético, colagogo, espasmolítico, diurético, depurativo, antirreumático, antigotoso y antialérgico. Externamente tiene propiedades como cicatrizante y protector de la piel. No obstante, su mejor propiedad es como antialérgico y expectorante pues estimula la producción interna de cortisona. También se puede emplear para estimular la secreción de los jugos gástricos y pancreáticos, en el enfisema, asma y dolores de cabeza.

HEPÁTICA
Hepatica nobilis

Botánica:
Planta herbácea de las Ranunculáceas, de rizoma escamoso y flores azules. Se encuentra en bosques y matorrales de zonas húmedas y templadas.

Recolección:
Las hojas en abril y junio, y las flores en marzo y abril.
Partes utilizadas:
Se emplean las hojas.

Composición:
Contiene hepatrilobina y protoanemonina, mientras que las raíces son ricas en saponina y emulsina. También contiene anemonol que se transforma en anemonina cuando se seca.

Usos medicinales:
Mejora levemente las hepatopatías. Es diurética, vulneraria y antiinflamatoria. Empleada antiguamente con éxito para tratar las enfermedades hepáticas actualmente se la utiliza muy

poco a causa de lo delicado de su dosificación. Descongestiona el bazo. Alivia los cólicos hepáticos y biliares y en homeopatía se emplea para bronquitis.

Otros usos:

Externamente se emplea la pulpa para eliminar la acumulación de líquidos en las extremidades y abdomen, aunque no hay que aplicarla directamente sino a través de un paño. Friendo las hojas con aceite se puede utilizar para lavar heridas. Hay que utilizar las hojas totalmente secas, ya que, cuando aún están frescas poseen efectos tóxicos. La dosis en infusión debe ser muy pequeña. No obstante, la planta pulverizada hay quien la utiliza para curar hernias intestinales mediante la toma de la hoja seca pulverizada.

Toxicidad:

Su toxicidad es media, especialmente la planta fresca. Utilizarla solamente seca salvo en problemas de piel.

HIDRASTIS
Hydrastis canadensis

Botánica:

Pertenece a las Ranunculáceas y posee numerosas raíces grises y amarillas, de rizoma nudoso, con hojas palmadas y flores rojas. Se le conoce como Sello de oro.

Recolección:

Su mejor hábitat son las zonas silvestres del Canadá y Estados Unidos.

Partes utilizadas:

Se emplea el rizoma

Composición:

Hidrastina, berberina, meconina, canadina, fitosterina, grasas, resina, almidón, aceite esencial, azúcar y albúmina.

Usos medicinales:
Estimula los músculos uterinos. Antihemorrágico en metrorragias y heridas. También en hemorroides, como estimulante de las defensas, y en las diarreas infecciosas. Estimula la secreción de bilis y ayuda por ello a la digestión de las grasas.

Otros usos:
Antisecretor nasal, leucorreas, prurito vaginal, aftas y úlceras de la mucosa bucal, inflamación de los párpados, contra la ocena y como ayuda en el cáncer. Antimicótico, Antiparasitario, Antiviral, Antibacteriano, Antitumoral
Herpes, Viruela, Gonorrea, Infecciones por Parásitos (giardiasis, lombrices, leishmaniasis, salmonela), Tricomoniasis, Tuberculosis, Infecciones Urinarias, Vaginitis. Cólera, Disentería, Diarrea, Dolor e Inflamación de Ojos y Oídos, Gingivitis, Inflamación Intestinal Crónica, Colitis, Diabetes (tipo 2), Eczema, Ritmo Cardiaco Irregular, Padecimientos Cardiacos, Problemas Biliares, Ictericia.
Vaginitis, Sangrado Menstrual Excesivo, Psoriasis.

Toxicidad:
No emplear prolongadamente. Tomarlo durante uno o dos meses máximo. No en el embarazo.

HIEDRA
Hedera helix

Botánica:
Arbusto sarmentoso de las Araliáceas, siempre verde, que crece en muros y se afianza a los troncos de los árboles. Las bayas son venenosas.

Recolección:
De hoja perenne.
Partes utilizadas:
Se emplean las hojas.
Composición:
Tanino, foliculina, flavonoides, rutina, lactonas, inositol y sales.

Usos medicinales:
Expectorante, antiespasmódica y vasoconstrictora. Solamente para uso externo en varices, cicatrización de heridas, neuralgias y celulitis.
Otros usos:
Externamente tiñe el cabello y los tejidos de negro.
Toxicidad:
Su toxicidad es media por vía oral. No ingerir, especialmente las bayas. Es abortiva.

HIERBA DE CABRA ARRECHA
Epimedium sagittatum -*Horny goat leed*

Botánica:
Conocida también como Yin Yang Huo, fue descrita por primera vez en los antiguos textos medicinales chinos clásicos, hoy tiene un lugar importante en la medicina china tradicional y está ganando popularidad en todo el mundo.
Horny Goat Weed es una planta de hoja verde que crece en altitudes altas.
Partes utilizadas:
Las hojas

Composición:

Las hojas de la planta contienen una variedad de flavonoides (chrysoeriol quercetina, icariin, apigenina, kaempferol y luteolina), polisacáridos, esteroles y un alcaloide llamado magnaflorine. El ingrediente activo es icariin. Se trata de un componente que eleva los niveles de óxido nítrico y que relaja el músculo liso aumentando la presión sanguínea.

Usos medicinales:
La planta ha sido empleada para restablecer la libido sexual, mejorar la función eréctil, aliviar la fatiga y las molestias menopáusicas. Conocida vulgarmente como es una hierba popular tradicionalmente recomendada para la mejora de la sexualidad masculina y el agrandamiento del pene. La Hierba cabra arrecha es endémica en Asia, y también se cultiva en toda Europa. Los derivados de Horny Goat Weed incluyen el Epimedium sagittatum y el Epimedium grandiflorum.

Se sabe que aumentan el óxido nítrico, que fundamentalmente aumenta el flujo de sangre a las extremidades. Icarrin también inhiben la actividad de la PDE-5, que es el mismo principio que emplea la Viagra. Mediante la inhibición de la PDE-5 se pueden lograr y mantener mejores erecciones.

Debido a la capacidad de aumentar el óxido nítrico e inhibir el PDE-5, se le considera ahora como una versión natural de citrato de sildenafil. Se suele mezclar con Maca, arginina, Tríbulus terrestres, catuaba y tongkat ali.

Otros usos:
También se le atribuye la propiedad de estimular los osteoblastos, lo que le hace indicado para mejorar la osteoporosis, además de poseer un efecto antiinflamatorio inespecífico. Mejora la insuficiencia renal crónica, y posee un

efecto inmunoestimulante. En un estudio, se investigó el efecto terapéutico en pacientes de hemodiálisis, a los cuales mejoró la calidad de vida, aumentando la actividad de los monocitos

Otros usos comunes incluyen el tratamiento de la fiebre del heno (junto con jengibre, regaliz y ortiga verde), aterosclerosis, problemas de hígado, bronquitis, hepatitis, pérdida de memoria, y enfermedades cardíacas asociadas con el envejecimiento.

HIERBA DE SAN ROBERTO
Geranium robertianum

Botánica:
No confundir con la *Cicuta roja*. Se trata de una Geraniácea de tallo velloso, ramificado, con flores violáceas. Crece en los matorrales a lo largo de cercas y despide un mal olor.
Recolección:
La floración es entre mayo y septiembre.
Partes utilizadas:
Se emplea su tallo con flores.
Composición:
Linalol, terpeneol, geraniol y citronelal. Resina, taninos y geranina.

Usos medicinales:
Es astringente, antihemorrágica y antiinflamatoria. Es adecuada para las menstruaciones abundantes y las metrorragias, así como en las hemorragias digestivas. Localmente se usa para enjuagues de boca en aftas, encías sangrantes y estomatitis. También para lavado de heridas

sangrantes, contusiones y para mejorar la cicatrización de las llagas varicosas o por decúbito. Regenera la sangre.

Otros usos:
Externamente es eficaz para afecciones oftálmicas como blefaritis y conjuntivitis, también en amigdalitis, eczemas y neuralgias faciales.
Toxicidad:
No tiene toxicidad. No tocar el jugo fresco.

HIERBA LUISA
Lippia citriodora

Botánica:
Pertenece a las Verbenáceas y puede alcanzar los 60 cm. de altura. De hojas lanceoladas y flores agrupadas en espiga, tiene un agradable olor a limón.
Recolección:
Se recolectan las flores en primavera.
Partes utilizadas:
Se emplean las hojas secadas a la sombra.
Composición:
Limoneno, terpineol, citral, linalol, cineol y cariofileno.

Usos medicinales:
Espasmos gástricos, gastritis, dispepsias, gases intestinales, vómitos, úlceras duodenales, jaquecas y dismenorreas.
Otros usos:
Se aplica localmente en los dientes doloridos.
Toxicidad:
No tiene toxicidad.

HIGUERA
Ficus carica

Botánica:
Fruto de la higuera y presente en los países mediterráneos desde hace siglos, proporciona un fruto muy carnoso, de piel blanda y lleno de semillas. Pertenece a la familia de las moráceas.

Recolección:
Se recolecta el fruto maduro en septiembre y se puede almacenar seis meses más, colgado o extendido.

Partes utilizadas:
Frutos y hojas

Composición:
Hierro, calcio, manganeso, bromo, azúcares, proteínas y vitaminas. El látex contiene diastasa, amilasa y proteasa. Es rico en azúcares y mucílagos. También contiene pectina, ácidos orgánicos, grasa, albúmina y vitaminas A, C, B, hierro, fósforo y calcio.

Usos medicinales:
El fruto es laxante, energético y bronquial. Muy eficaz cocido con leche o vino para suavizar la mucosidad, facilitando, además, su expectoración. Su gran aporte calórico contribuye al rápido restablecimiento de las enfermedades broncopulmonares y sus mucílagos suavizan todas las mucosidades. Eficaz también en laringitis, faringitis, estreñimiento e irritaciones gástricas.

Es muy recomendable para deportistas, ya que además de energético favorece la recuperación muscular; mantiene en buen funcionamiento el sistema gástrico e intestinal y posee un razonable efecto diurético.

Otros usos:
Externamente se emplea el látex contra las verrugas, para ablandar la carne y para calmar la picadura de los insectos. Las hojas tiñen de negro los cabellos, aunque hay que aplicarlo con moderación.

El jugo posee propiedades anticancerígenas y reduce al calor interno. Los higos frescos se pueden poner directamente sobre los forúnculos o úlceras bucales y también son adecuados después de comer para asegurarse una buena digestión.

Toxicidad:
No tiene toxicidad.

HINOJO
Foeniculum vulgare

Botánica:
Planta perenne de hasta 1,8 m de altura, con largas hojas basales divididas en filamentos; sus tallos son resistentes al viento, coronados por diminutas flores amarillas. Se consume también como hortaliza, crudo o cocido. De propiedades medicinales muy acreditadas en la antigüedad, ahora es apenas una hierba para dar sabor a los guisos o para enmascarar las infusiones. Si las plantamos en macetas será mejor tenerlas en un lugar protegido, pero donde les dé el sol, cardando los frutos y secándolos a la sombra. Se planta en otoño a antes de la primavera, en tierras de buen drenaje, al sol.

Recolección:
Aparte de necesitar sol no requiere más cuidados, adaptándose incluso a terrenos pobres. Dura cinco años pero su riqueza en semillas es tal que no hay problema de agotarla.

Estas se siembran a una distancia de 40 cm a poca profundidad.

Partes utilizadas:
Se emplean las semillas.

Composición:
Cumarinas, umbeliferona y bergapteno en la raíz.
Glúcidos, lípidos, prótidos, cumarinas y esencia en los frutos.
Flavonoides y esencia en las hojas.

Usos medicinales:
Es carminativa, emenagoga, expectorante y antiespasmódica. Sus semillas machacadas se emplean ampliamente para saborizar platos y facilitar su digestión. También para corregir los gases intestinales, evitar los espasmos y como aperitivo. Posee propiedades importantes como expectorante y mucolítico, para estimular la menstruación y aumentar la diuresis.

Otros usos:
Su efecto como estimulante del sistema nervioso es alto, por lo que hay que emplearlo con mesura en niños pequeños. Tiene aplicaciones en el cáncer de próstata y por su contenido en estrógenos puede ser empleado en terapias adecuadas.

Toxicidad:
No tiene toxicidad, pero su esencia no debe emplearse en niños, ni en hepáticos o embarazadas. No emplear en animales guardianes; les vuelve miedosos.

HIPERICÓN
Hypericum perforatum

Botánica:

Se conoce también como *Corazoncillo* o *Hierba de San Juan*. Se trata de un arbusto de la familia de las Gutíferas, de tronco rígido y ramificado de hasta 50 cm. de altura. Las hojas dispuestas dos a dos están punteadas de manchitas que se ven al trasluz. Las flores son amarillas con cinco pétalos que simulan una estrella.

Recolección:
Se recolecta al terminar la floración en el verano.

Partes utilizadas:
Se emplean las flores y las hojas.

Composición:
Contiene hipericina, hiperósido, rutina, aceite esencial, tanino, flavonoides y quercetol.

Usos medicinales:
Sedante, astringente y vulnerario. Es el mejor antidepresivo natural que existe, sin que tenga efecto excitante. Corrige la ansiedad, las taquicardias y las neurosis. Mejora las funciones biliares, las varices y las neuralgias.

Otros usos:
Externamente es un remedio natural contra las quemaduras, las heridas, contusiones y llagas. Con las flores se prepara un delicioso vino medicinal para combatir los decaimientos. Esta hierba también tiene cualidades antiespasmódicas (puede ser útil para tratar los espasmos gastrointestinales, el síndrome del colon irritable y el asma bronquial) y antimicrobianas (uno de sus componentes, la hipericina, es muy activo contra los virus del herpes simple, la gripe y la mononucleosis) y distintas bacterias patógenas (causantes de infecciones de la garganta y el oído, las vías urinarias y el aparato digestivo).

Toxicidad:
Su grado de toxicidad es bajo, aunque puede ser fotosensible. No tomar el sol cuando se emplea tanto por vía interna como externa.

HISOPO
Hyssopus officinalis

Botánica:
Subarbusto de hojas de fuerte aroma que se abren en espigas de 40 cm. de longitud, con flores de color azul, rosa o blanca. Se puede sembrar mediante semilla o por división en primavera, aunque los esquejes agarran mejor en verano. Es necesario un suelo bien drenado, pero se adaptan a suelos pobres arenosos o alcalinos. Necesita un lugar soleado y la poda se hace en primavera a 5 cm. del suelo.

Recolección:
Se emplean las flores y hojas secadas rápidamente.
Composición:
Contiene un aceite esencial con tuyona, marrubiína, ácido caféico, clorogénico, rosmarínico, flavonoides, fitosterol, triterpenos y colina

Usos medicinales:
Es antiséptico, balsámico, emenagogo. La esencia es uno de los remedios más rápidos para cortar las crisis alérgicas. Mejora el asma, las bronquitis, la tos y la gripe.
Otros usos:
En infusión es útil para las digestiones lentas, los gases y la falta de apetito.
Toxicidad:

Su toxicidad es baja. No administrar en el embarazo, ni en individuos epilépticos o muy nerviosos.

ISPAGULA (Zaragatona)
Plantago ovata, Psyllium
Semilla de plantago rubio, plantago de la India (Plantago ovata).

Botánica
El Plantago ovata, planta originaria de Africa y Asia, pertenece a la familia de las zaragatonas. En Europa y, sobre todo, en la zona mediterránea existen otras variedades de la misma familia, como Plantago psyllium. La palabra "psyllium" procede del latín y significa pulga, debido a que las semillas de estas plantas se asemejan a estos insectos. Especialmente en los productos farmacéuticos se utilizan tanto las semillas como las cutículas de Plantago ovata. Estas últimas reciben el nombre de Ispaghula husks o Psyllium husks. Esta denominación puede originar confusión, ya que prácticamente todos los preparados proceden de Plantago ovata y no de la variedad Psyllium.
La cáscara de la semilla de psyllium absorbe agua y forma una masa voluminosa. En las personas que sufren de estreñimiento, esta masa grande estimula la evacuación del intestino. En las personas con diarrea, el psyllium puede reducir el movimiento del intestino y disminuir las evacuaciones.

Composición
Los principios activos de la semilla están constituidos por polisacáridos, principalmente celulosa y un 20-30% de

mucílagos (arabinoxilanos, con algo de ramnosa y ácido galacturónico).

Otros componentes son: aceite, proteínas, esteroles y pequeñas cantidades de iridoides (aucubina).

En la cutícula seminal predominan los mucílagos.

Usos medicinales:
Estreñimiento
Bajar el colesterol
Diabetes
Diarrea
Hemorroides
Hipertensión arterial. En combinación con proteína de soja.
Síndrome del intestino irritable (SII)
Obesidad
Enfermedad inflamatoria intestinal (colitis ulcerosa).

Contraindicaciones
Cuando se administran al mismo tiempo, pueden disminuir la absorción de minerales, vitamina B12, heterósidos cardiotónicos, derivados cumarínicos y otros medicamentos. También retardan la absorción de carbohidratos, por lo que pueden verse reducidas las necesidades de insulina en pacientes diabéticos.

JENGIBRE
Zingiber officinale

Botánica:
Se trata de una planta que crece abundante en el Caribe, África occidental y Extremo oriente.

Recolección:
Debe cultivarse solamente en países tropicales
Partes utilizadas:
Se emplea la raíz
Composición:
El aroma es debido a una esencia que contiene los terpenos siguientes: cineol, felandreno, citral y borneol. El gusto acre y ardiente proviene de los fenoles siguientes; gingerol, shogaol y zingerona.

Usos medicinales:
Alivia las náuseas y los mareos producidos por los viajes, también los vómitos matutinos de embarazada, y aquellos que son ocasionados por intolerancias medicamentosas. Es antiespasmódico, mejora la digestión de las grasas, y se emplean en las enfermedades producidas por frío, pues genera calor interno. Se le atribuyen propiedades para estimular las defensas, como antiinflamatorio y para reducir el colesterol y la hipertensión.
Otros usos:
Previene la formación de coágulos en la patología arterial.
Para aliviar dolores de garganta, chupar un trozo de jengibre.
Externamente se emplea su aceite para sabañones, enfriamientos renales y enfermedades reumáticas.
Toxicidad:
Estimula la menstruación, por lo que no debe ser empleado durante el embarazo. Puede ocasionar, igualmente, acidez estomacal.

JUDÍA
Phaseolus vulgaris

Botánica:
Introducidas en Europa en el siglo XVI, tienen forma cilíndrica y en ocasiones planas, pudiéndose desarrollar rectas o ligeramente enrolladas. Esta planta anual apenas llega a superar los 50 cm. de altura, salvo que logre trepar, circunstancia ésta que es la más adecuada para la recolección escalonada.
La tierra debe ser fértil, poco ácida, ligeramente húmeda y con una temperatura ambiental superior a los 10 grados. Se siembran en primavera y se pueden recolectar tres meses después.

Recolección:
Se siembran en primavera y se pueden recolectar tres meses después.
Partes utilizadas:
Se emplean las vainas.
Composición:
Contienen calcio, hierro, yodo, vitaminas A, B y C, así como mucha clorofila. Pobres en calorías, apenas 18 por 100 gr, contienen un 87% de agua, 0,2% de grasas y un 2% de celulosa.
También azúcares, tirosina, alantoína, inositol, arginina.

Usos medicinales:
Es diurética, enérgica e hipoglucemiante. Se emplea en casos de celulitis, retención urinaria y presencia de albúmina en la orina. Como depurativo en enfermedades de piel y reumáticas. En las diabetes leves o que no requieran insulina. Es ligeramente hipotensora.
Otros usos:
Tiene sinergia con los estigmas de maíz en la celulitis.

Toxicidad:
No tiene toxicidad.

LAUREL
Laurus nobilis

Botánica:
Aunque su uso ha sido desplazado casi exclusivamente a la cocina, como especia, también posee interesantes cualidades medicinales. En la época de la dominación romana se usaba para destacar la cabeza de los triunfadores y los poetas, constituyendo un galardón más preciado que los trofeos materiales. Su reproducción puede hacerse mediante esquejes, aunque obtendremos beneficios más inmediatos si compramos un arbolito pequeño. Se desarrolla en tierra húmeda, con buen drenaje, al sol y sitios abiertos.

Recolección:
Se recolecta en verano.

Partes utilizadas:
Se emplean sus hojas que se secan con facilidad y se conservan muchos meses.

Composición:
Eugenol, cineol y taninos en las hojas.
Cineol, linalol, geraniol, ácido linoleico, palmítico y oleico en los frutos.

Usos medicinales:
De uso preferentemente culinario se le considera una planta antiespasmódica y digestiva, con ligero poder analgésico. Es sedante de la tos, calma los dolores gástricos y los vómitos de origen digestivo. Regula las palpitaciones cardiacas y suaviza las crisis asmáticas.

Otros usos:
Externamente es eficaz para anular el sudor excesivo de los pies, en las dermatosis y los picores de piel.
Es repelente de las cucarachas y de los gorgojos.
Toxicidad:
La variedad *Laurel cerezo* es sumamente tóxica y no debe ser empleado por su contenido en ácido cianhídrico, salvo por un especialista.

LAVANDA
Lavandula angustifolia
Lavandula officinalis
(Ver Espliego)

LEVÍSTICO (Apio silvestre)
Levisticum officinale
Botánica:
Se cultiva en huertos de zonas altas de montaña.
Recolección:
La raíz se recoge en otoño, las hojas en verano y las semillas cuando han madurado los frutos.
Partes utilizadas:
Se emplean las raíces y algo menos las hojas.
Composición:
Goma, terpenos, terpinol, azúcar, resina y taninos.

Usos medicinales:
Diurético enérgico de acción rápida, aunque con un ligero efecto irritante en la vejiga. Para estimular la diuresis en la insuficiencia renal, la prostatitis y los edemas cardiacos. También, y al igual que el apio, posee un ligero efecto afrodisíaco en el varón y es un buen emenagogo para la

mujer. Se emplea como carminativo, para calmar la tos, eliminar la aerofagia y como depurativo.

Otros usos:
Aunque pertenece a la familia del apio, su sabor mucho más fuerte no le hace aconsejable para sustituirle, salvo empleado en dosis pequeñas como especia culinaria.

Toxicidad:
No tiene toxicidad.

LEVADURA ROJA DE ARROZ
Monascus purpureus

La levadura roja de arroz proviene de la levadura roja que se produce del arroz, de allí su nombre. El arroz así fermentado ha servido como elemento de la dieta durante siglos en algunos países asiáticos y en China, el uso de esta levadura roja está documentado por primera vez en la dinastía Tang, 800 años antes de Cristo y durante la dinastía Míng (1368 - 1644), empleándose en problemas digestivos y circulatorios, disuelta en forma de bebida con alcohol o en polvo.

Composición
Monacolinas, entre ellas la monacolina K, un potente inhibidor de la HMG-CoA reductasa conociéndose también como lovastatina.

Usos medicinales:
Inhibe la producción de colesterol, por la acción de la enzima HMG-CoA, responsable de la síntesis de colesterol.
Actúa aumentando la síntesis hepática de colesterol HDL.
Reduce la producción de apolipotroeína VLDL, responsable del transporte de triglicéridos en sangre.

Dosis
La dosis efectiva sería de 10 mg de monacolina K en sujetos con hipercolesterolemia.
Contraindicaciones
Personas con enfermedad hepática o en riesgo.
Personas con enfermedad renal
Personas con trastornos de la tiroides
Personas con trastornos musculoesqueléticos.
Las personas que beben más de dos bebidas alcohólicas al día, tienen una infección grave o un trastorno físico o han sido sometidos a un trasplante de órganos también deben evitar el uso de levadura roja de arroz.
Otro problema que puede presentarse al tomar levadura roja de arroz es que al ser un bloqueador de la enzima CoA reductasa, puede reducir la producción de Coenzima Q-10.

LIMÓN
Citrus limonum

Botánica:
De pequeño tamaño, este arbusto puede alcanzar no obstante los 5 m de altura. De tronco corto, hojas de color verde ricas en esencia y flores rosadas, proporcionan un fruto característico en cuyo interior se encuentran las semillas.
Crece muy bien en climas fríos y dan fruto casi todo el año, siendo los mejores los que se recogen entre octubre y diciembre. Si deseamos que estos frutos no pierdan sus cualidades de aroma y sabor hay que sumergirlos en agua hasta su consumo, renovándola de vez en cuando.
Recolección:
Los frutos maduran de octubre a enero.

Partes utilizadas:
Frutos
Composición:
Un limón puede aportar 35 calorías/100 gr, un 89% de agua, 7% de carbohidratos, 0,5% de grasas, 0,7% de proteínas, calcio, cloro, hierro, yodo, cobre, fósforo, magnesio, potasio y zinc, además de vitaminas C y B. También se encuentran ácidos málico, cítrico y fórmico, inositol y cumarinas, así como limoneno, citral, pineno, canfeno, citrofenal, acetato de geranilo, alcanfor de limón y otros.

Acciones medicinales:
Tiene interesantes propiedades como bactericida, regulador de la acidez estomacal, hipotensor, tónico cardiaco, astringente y hemostático. Antidiarreico, amigdalitis, mejora la memoria, combate la obesidad, mejora la fragilidad capilar, es antiarrugas. Externamente blanquea los dientes, cura las aftas bucales, evita las amigdalitis por su acción bactericida local, quita la grasa cutánea, alivia las mordeduras de animales y las picaduras de insectos, así como tiene un fuerte poder desinfectante local para tratar heridas y conjuntivitis bacterianas. Internamente, y mezclado con aceite de oliva, es un buen colagogo, elimina la acidez de estómago por su efecto generador de álcalis, mejora la absorción del hierro y calcio, refuerza los capilares, combate el envejecimiento prematuro y la astenia, previene la gripe y las enfermedades infecciosas invernales, combate la malaria y la hiperviscosidad sanguínea, así como las enfermedades pulmonares crónicas.

Otros usos:
La esencia se extrae de la corteza del fruto, aunque con las flores se obtiene otra aún más cotizada en perfumería. La

corteza también se emplea mucho en pastelería. Para extraer un kilo de esencia se hacen necesarios 3.000 limones y para ello se utilizan los frutos aún verdes.

LINO
Linum usitatissimum

Botánica:
Planta silvestre de las Lináceas que alcanza los 50 cm. de altura. Se encuentra en lugares frescos y sombríos en zonas montañosas.
Recolección:
Después de la floración.
Partes utilizadas:
Se emplean las semillas.
Composición:
Contiene abundancia de mucílagos que se hidrolizan en ácido galacturónico, ácidos grasos, ácido oleico, linoleico y linolénico y algo de heterósidos cianogénico. También galactosa y linamarina.

Usos medicinales:
Sus semillas son esencialmente laxantes y emolientes. Es de destacar la gran cantidad de ácidos grasos poliinsaturados que contiene. Su utilidad más extendida es como laxante, de efecto suave y no irritante, y aunque se manifiesta poco a poco tiene un efecto más eficaz que cualquier planta medicinal. También es útil para inflamaciones de vías respiratorias, digestivas y urinarias y para hacer gargarismos. Mejora las úlceras pépticas, alivia las hemorroides y es el remedio ideal para el estreñimiento de niños y embarazadas. Externamente se aprovechan sus cualidades emolientes para

el tratamiento de las enfermedades de la piel que cursan con inflamación, como el herpes y el eczema, así como para contusiones.

Otros usos:
Cuando empleemos harina para cataplasmas hay que procurar que sea fresca, ya que se enrancia con facilidad. Las infusiones no se pueden guardar y hay que consumirlas en el momento. También son bien conocidos los delicados tejidos que se fabrican con sus tallos, especialmente para elaborar toallas y paños de cocina por su propiedad de absorber gran cantidad de agua.

El aceite de linaza se aplica externamente en bronquitis y neumonías.

Toxicidad:
No tiene toxicidad.

LIQUEN DE ISLANDIA
Cetraria islandica

Botánica:
Pertenece a las Parmeliáceas. Se trata de un vegetal sin raíces que se adhiere al tronco de los árboles mediante filamentos cortos y tenaces. Se encuentra en zonas frías y bosques de coníferas de alta montaña.

Recolección:
Se recoge en verano.

Partes utilizadas:
Se emplean las motas.

Composición:
Salicílico, fumárico, mucílago, ácido cetrárico, úsnico, y protoliquéstrico. También potasio, hierro, sodio y magnesio.

Usos medicinales:
Expectorante, mucolítico y suavizante de la mucosa bronquial. Antitusígeno. En la patología del aparato respiratorio que curse con tos y mucosidad abundante. Como tónico intestinal, para estimular las secreciones gástricas, en la falta de apetito y para frenar los vómitos por indigestiones. En la ictericia. Tiene acción antibiótica en las infecciones pulmonares. También se emplea en la hiperemesis gravídica.

Otros usos:
Tiene sinergia con el Llantén menor. Para quitarle el sabor amargo hay que cocerlo antes con carbonato potásico. También se preparan gelatinas alimentarias.

Toxicidad:
No tiene toxicidad. No emplear en presencia de úlcera gastroduodenal.

LOBELIA
Lobelia inflata

Botánica:
Se conoce como tabaco indio o hierba del asma y es originaria de América del Norte. Se emplea la planta fresca.

Recolección:
Las hojas hay que recogerlas en lugares donde circule al aire y evitar entrar en sitios de almacenaje muy cerrados pues sus vapores son tóxicos.

Partes utilizadas:
Las hojas

Composición:
Lobelina, lobelanidina, lobenina y alcaloides.

Usos medicinales:

Broncodilatadora, antiemética, antiespasmódica.
Se emplea en la tos seca irritativa, especialmente de la faringe, la opresión torácica, la diseña y las náuseas con sudor frío. También en los espasmos cardiacos, la sialorrea intensa y los vómitos.
Toxicidad:
Es bastante tóxica, por lo que debe ser mezclada con otras plantas medicinales y emplearla en una proporción no superior al 10%.

LÚPULO
Humulus lupulus

Botánica:
Pertenece a la familia de las Cannabináceas y posee un rizoma vivaz, tallos trepadores y flexibles, hojas ásperas y flores de color amarillo en racimo.
Recolección:
Florece entre agosto y septiembre.
Partes utilizadas:
Se emplean las flores.
Composición:
Aceite etéreo, mircetol, luparenol, linalol, tanino y estrógenos.

Usos medicinales:
Sedante, aperitiva y estrogénica. Se emplea para los estados de nerviosismo, insomnio e histeria. Aumenta el apetito, produce ligero engorde, controla la taquicardia, las jaquecas y los problemas reumáticos. Baja la fiebre.
Otros usos:

Se emplea desde hace muchos años para dar sabor a la cerveza. Puede provocar la subida de la leche en las embarazadas e hipertrofia mamaria en varones. Se emplea también en la vejiga neurógena y las pústulas de la piel.

Toxicidad:
Su grado de toxicidad es bajo. No administrar en niños ni en el embarazo.

LLANTÉN MAYOR
Plantago major

Botánica:
Pertenece a la familia de las Plantagináceas y se encuentra de forma abundante en los prados húmedos, tierras cultivadas, corrales, caminos y cerca del ganado. También es frecuente verlo en medio de los caminos, por lo que es una planta comúnmente pisoteada, sin que esto le afecte a su crecimiento. La flor es amarillo verdoso, con anteras características de color malva, dispuestas en forma de espiga y redondeadas en el verticilo.

Recolección:
Florece entre mayo y septiembre y las espigas se suelen emplear para comida de pájaros. Las hojas anchas, en roseta, de hasta 15 cm. de largo, tienen fuertes nervios y se pueden comer en ensalada.

Partes utilizadas:
Se emplean las hojas.

Composición:
Aucubina, ácido oxálico, saponina, ácido cítrico y mucílagos.

Usos medicinales:
De efecto más suave que el Llantén menor tiene propiedades como astringente, emoliente y depurativo. Es eficaz para

tratar enfermedades bronquiales, detener las diarreas leves y las hemorragias internas, así como para las enfermedades de piel. Externamente se emplean las hojas directamente sobre quemaduras o llagas y con el zumo exprimido se lavan heridas, ojos afectados por conjuntivitis y para desinfección de la boca en estomatitis y gingivitis.

Otros usos:
Detiene las hemorragias de la piel y la semilla es un buen alimento para los pájaros.

Toxicidad:
No tiene toxicidad.

LLANTÉN MENOR
Plantago lanceolata

Botánica:
Pertenece a la familia de las Plantagináceas y posee unas largas hojas rastreras que forman una roseta, mientras que en medio sale una larga espiga coronada por una flor castaña, con anteras amarillentas. Los pedúnculos son más largos que las hojas y estas carecen de dientes, son lanceoladas y con fuertes nervios.

Recolección:
La floración es en primavera.

Partes utilizadas:
Se emplean las hojas que se recogen entre junio y julio.

Composición:
Mucílago, tanino, pectina, aucubina, catalpol.

Usos medicinales:
Similares al Llantén mayor. Con sus semillas se puede fabricar una pasta para endurecer tejidos. Combate las

diarreas, aunque es igualmente un laxante suave, alivia las hemorroides y reduce el colesterol.

Otros usos:
Como depurativo, en diarreas, gastritis y como reconstituyente.

Toxicidad:
No tiene.

MACA
Lepidium meyenii

Botánica:
Planta que crece entre los 3.500 y los 4.500 metros de altura sobre el nivel del mar, en la zona conocida como los Andes Centrales de Perú, específicamente en la Meseta del Bombom, entre los estados de Junón y Pasco. Forma parte de la familia de los crucíferos, y es una de las cuatro plantas que nacen y se desarrollan en los Andes, en temperaturas que oscilan entre los 4 y 7 grados centígrados durante el día, y hasta -8 grados durante la noche. Se estima que existen alrededor de 100 especies de Maca, 11 de las cuales se reproducen en este país suramericano.

Partes utilizadas:
La harina del tubérculo.

Composición:
Proteínas, grasas, glúcidos, calcio, celulosa, almidones, fósforo, yodo, hierro, complejo de vitaminas B y vitamina C.

Usos medicinales: Energética, afrodisíaca, útil en la menopausia, la caída del cabello y como estimulante del sistema nervioso. Parece ser que refuerza el sistema defensivo.

Otros usos:
Reconstituyente natural, para problemas de anemia, agotamiento físico y metal. Calcifica huesos y eleva el nivel de hemoglobina.

MAITAKE
Grifola frondosa

Maitake en japonés significa 'el hongo baile'. Se dice que la gente estaba tan emocionada cuando encontraron el Maitake, una seta muy preciosa, que bailaban de alegría.
Hay algunos micólogos que lo consideran un parásito, mientras que otros lo categorizan como saprotrofico.

Botánica
Canadá, en su región del Este, noroeste de los Estados Unidos, noroeste de Japón. Regiones temperadas del bosque duro en China y Europa.
El Maitake crece en la base de los árboles en racimos, en particular, le gusta el roble. A veces también se encuentra creciendo en el castaño y olmo. Lo mejor es comerlo en su etapa joven, ya que se hace más duro a medida que crece más.

Composición
Minerales:
Potasio, calcio y magnesio.
Vitaminas:
B2, D2 y niacina.
Fibra y aminoácidos:

Un inhibidor de alfa glucosidasa.
Un inhibidor de la enzima ciclo oxigenasa.
Un inhibidor del factor de crecimiento endotelial vascular VEGF.
Lys-N (proteasa).
Beta-glucanos 1,6 Beta-glucano, (grifolan). 1,3 Beta-D-glucanos. Beta-glucano ácido. Hetero-Beta-glucano. y Lectina N-acetilgalactosamina-específica ("GFL").
Grifolan.

Usos medicinales:
Antiviral, en el tratamiento de SIDA
Activador del Sistema Inmunológico
Anti-Cándida
Regula la presión/azúcar de la sangre
Reduce el colesterol
Tónico para pulmones/Sistema Respiratorio.
Cáncer
El Maitake es visto como una alternativa para evitar el avance del cáncer mediante la mejora de la producción de interleucinas y las linfoquinas.
Estimulación del sistema inmune
Puesto que es rico en polisacáridos, el consumo regular proporciona un largo camino para mejorar el sistema inmunológico.
Hipertensión arterial
Azúcar en la sangre y colesterol
Obesidad

MAÍZ
Zea mays

Botánica:
Gramínea que se cultiva en todo el país de la cual se extrae aceite, harina y plantas medicinales.

Recolección:
Se recolecta en verano. Para comprobar su grado de maduración se comprueba que los estigmas estén secos, se aprietan los granos y si el jugo es compacto, no demasiado líquido, está listo. Una simple pero enérgica torsión servirá para arrancarlos.

Partes utilizadas:
Se utilizan los estigmas.

Composición:
Potasio y flavonoides, además de resina, saponina, glucósido, peroxidasa, oxigenasa, gomas, esencia y una materia grasa, así como alantoína, taninos y esteroles. Los granos son una fuente importante de ácidos grasos esenciales y dextrina.

Usos medicinales:
Los estigmas son un excelente diurético y ligeramente sedante. Se emplea con éxito para la insuficiencia urinaria, la celulitis, cistitis, pielonefritis, gota y obesidad. Baja la inflamación de las vías urinarias y ayuda a eliminar los cálculos renales. Se emplea también para los edemas de las pantorrillas, el exceso de albúmina y la insuficiencia cardiaca. Es de destacar que puede ser empleado en las embarazadas, tanto como diurético inocuo como para hacer que disminuya poco a poco la secreción láctea, en caso de que queramos destetar al bebé. También es importante destacar que tiene un efecto tónico no excitante y que es tolerado incluso por estómagos delicados. Externamente se emplea la harina en las inflamaciones e irritaciones de la piel y para lavar llagas. Tiene sinergia con los rabos de cereza.

Otros usos:
Es muy eficaz para bajar las cifras de las transaminasas.
Toxicidad:
No tiene toxicidad. No emplear en prostatitis. En algunos países tropicales se cultiva una variedad de maíz cuyos filamentos contienen alcaloides que los nativos inhalan al quemarlos.

MALVA
Malva sylvestris

Botánica:
Planta herbácea de las Malváceas, de tallo largo hasta 50 cm, rastrero o ascendente. Las flores de color lila poseen cinco pétalos.
Recolección:
Florece entre mayo y septiembre.
Partes utilizadas:
Se emplean las hojas y las flores.
Composición:
Malvina y malvidina, mucílagos, antocianos, y las vitaminas A, B1, B2 y C,

Usos medicinales:
Es balsámica, emoliente, ligeramente laxante y diurética. Se emplea en la obesidad, como laxante suave y para mejorar catarros bronquiales, faringitis y gripe. Externamente es un buen remedio para enfermedades cutáneas como forúnculos, piel irritada, picaduras de insectos, heridas, así como para lavados vaginales y de boca.

Otros usos:

Es un buen laxante para niños pequeños. Alivia los dolores de la dentición masticando sus hojas o frotando las encías con la infusión concentrada.

Toxicidad:
No tiene toxicidad.

MALVAVISCO
Althaea officinalis

Botánica:
Se conoce también como *Altea*. Pertenece a las Malváceas y puede alcanzar hasta dos metros. De hojas cubiertas con pelusilla blanqueada, tiene flores rosadas.

Recolección:
Florece desde mayo a septiembre.

Partes utilizadas:
Se emplean las raíces y en menor proporción las hojas y flores.

Composición:
Las hojas y flores contienen mucílago y aceite esencial. En las raíces tenemos almidón, mucílagos, azúcar, tanino, pectina y asparagina.

Usos medicinales:
Es antitusígeno, emoliente y antiinflamatorio. Por su contenido en mucílagos se emplea como protector en las irritaciones de garganta y bronquios, en resfriados, faringitis y bronquitis. También como suavizante de la mucosa gástrica en úlceras, gastroenteritis y colon irritable. Tiene una moderada acción laxante y es útil también en hemorroides. Su poder antiinflamatorio le concede propiedades curativas en cistitis e infecciones de vías urinarias. Externamente se

emplean las flores para calmar la irritación cutánea, proteger las pieles sensibles, lavar los ojos irritados y aliviar el dolor de las quemaduras.

Otros usos:
Las hojas se pueden comer en ensalada y con sus semillas se prepara un aceite de efecto tónico. Los niños pueden obtener alivio en la dentición masticando algunas hojas.

Toxicidad:
No tiene toxicidad.

MANZANILLA DULCE
Matricaria chamomilla

Botánica:
Esta planta anual suele alcanzar el metro de altura y está ramificado hasta su extremidad. De pequeñas flores amarillas, suele crecer por los prados, las laderas de la montaña y a lo largo de los caminos. Necesita un terreno fértil, soleado, húmedo y con buen drenaje.

Recolección:
Se realiza en verano y no se deben recoger las flores maduras, ya que la máxima cantidad de esencia se produce después de la floración. Se suele confundir con la vellorita, aunque esta tiene los pétalos violáceos. Se seca a la sombra sin pasar de los 35° C. Hay que recogerlas sin tallo, en tiempo seco y evitar manipularlas.

Partes utilizadas:
Se emplean las flores.

Composición:
Flavonoides, luteolo, quercetol, camazuleno, bisalobol, cumarinas, mucílago, sales minerales, fitosterina y vitaminas.

Usos medicinales:
Calmante nerviosa, antiespasmódica, tónica y digestiva. Se emplea popularmente para mejorar la digestión y la excitación nerviosa, así como para mejorar el sueño. Tiene acciones positivas en la función biliar y el reumatismo, así como contra las neuralgias y la fiebre intermitente. Externamente se emplea para lavados de ojos en conjuntivitis, aunque es poco eficaz y debe ser sustituida por la Eufrasia.

Suele ser confundida con la variedad amarga, especialmente en cuanto a utilidad terapéutica. Esta última es muy adecuada para mejorar la digestión y las funciones biliares, mientras que la dulce debería ser empleada solamente para lavados de piel y calmar el sistema nervioso.

Otros usos:
En homeopatía es eficaz para calmar los dolores dentales en los bebés.

Toxicidad:
No tiene toxicidad, aunque hay que emplearla con moderación en los niños.

MANZANILLA ROMANA
Anthemis nobilis

Botánica:
Pertenece a las Compuestas y se desarrolla en terreno seco, arenoso y rico en sílice. El pequeño rizoma tiene brotes rastreros y tallos verticales que alcanzan los 40 cm.

Recolección:
En verano.

Partes utilizadas:

Se emplean las flores.

Composición:
Polifenoles, isobutilo, nobilina, camazuleno, ácido caféico, inositol, cumarinas y flavonoides.

Usos medicinales:
Aromática, de gusto amargo, emenagoga, antiespasmódica. Está indicada en casos de meteorismo, digestiones lentas, dismenorreas e insuficiencia biliar. Externamente conserva algunas de las propiedades de la manzanilla dulce, aunque no justifica su aplicación.

Alivia el dolor muscular, los dolores de muelas, las jaquecas, regula el ciclo menstrual, mejora los problemas hepáticos, desinfecta las vías urinarias y mejora la cistitis, estimula el sistema defensivo.

Externamente se emplea para aliviar los esguinces, los dolores articulares, las quemaduras, úlceras y quemaduras. También se puede emplear como cosmético para cutis secos y sensibles, en el acné, las pieles hipersensibles y para mejorar la elasticidad de la piel.

Toxicidad:
No tiene toxicidad. No administrar junto con licores de quina ni con plantas ricas en taninos.

MARGARITA
Bellis perennis

Botánica:

Perteneciente a las Compuestas y se la encuentra en lugares sombríos y húmedos.

Recolección:
Desde la primavera hasta el verano.
Partes utilizadas:
Se emplean las flores.
Composición:
Saponina, tanino, resina y esencias.

Usos medicinales:
Es emoliente, antitusígena y bactericida. Se emplea en tumores de mama, niños debilitados e insomnio. Externamente sirve para suavizar la piel y desinfectarla.
Otros usos:
Tiene sinergia con la Prímula en los tumores mamarios.
Toxicidad:
No tiene toxicidad.

MARRUBIO
Marrubium vulgare

Botánica:
Perteneciente a las Labiadas, es una planta herbácea que alcanza los 50 cm con tallo robusto cubierto de pelusilla, hojas vellosas y flores blancas.
Recolección:
Florece entre abril y agosto.
Partes utilizadas:
Se emplean las flores y las hojas.
Composición:
Colina, aceite, lactona, marrubiína, tanino y sales minerales.

Usos medicinales:

Es digestiva, aperitiva y balsámica. Posee efectos expectorantes, facilita la evacuación de la bilis y es depurativa.

Otros usos:
Tiene efectos favorables en la arritmia y las taquicardias.

Toxicidad:
No tiene toxicidad.

MEJORANA
Origanum majorana

Botánica:
Perteneciente a una familia de especies muy similares, es un subarbusto que alcanza los 60 cm de altura y posee florecillas blancas. Las hojas tienen un gusto similar al tomillo y por eso se usa como condimento.

Recolección:
Se planta en primavera mediante esquejes, aunque las semillas se pueden mezclar en cualquier época, siendo muy lentas de germinar. Se ponen a pleno sol y aunque en invierno es mejor tenerla resguardada del frío es una planta perenne. Los tallos se cortan en cuanto brotan las flores y se secan rápidamente.

Partes utilizadas:
Se emplean las sumidades floridas.

Composición:
Aceite esencial con terpineol, timol y carvacrol, tanino, ácido caféico, rosmarínico, flavonoides e hidroquinona.

Usos medicinales:
Es digestiva, antiespasmódica y diurética. Su uso más frecuente es como digestiva, espasmolítica y carminativa, así

como sedante suave. Tiene poder antiséptico en las infecciones urinarias y es ligeramente hipotensora.

Otros usos:
Externamente sirve para lavados nasales en caso de sinusitis, herpes y heridas. Se suele confundir con el Orégano y aunque sus aplicaciones sean similares, botánicamente se pueden diferenciar por las flores, que en el orégano son más numerosas y de color rosa.

Toxicidad:
No tiene toxicidad.

MELILOTO
Melilotus officinalis

Botánica:
Esta planta anual, perteneciente a las leguminosas, alcanza una altura de 60 cm., tiene hojas trifoliadas y pequeñas flores amarillas agrupadas en racimos que despiden un olor similar a la miel. Se le conoce como Trébol oloroso y planta cochera.

Recolección:
Desde mayo a junio

Partes utilizadas:
Se emplean las sumidades floridas y las semillas.

Composición:
Acido cumárico, flavonoides, mucílagos, colina, vitamina C y aceite esencial. También contiene melilotósido que cuando se seca libera cumarina.

Usos medicinales:
Es diurético, sedante, astringente, antiespasmódico y emoliente. Se emplea para casos de hemorroides, varices,

flebitis y como preventivo de trombosis y embolias. Tiene un efecto favorable sobre el sueño, mejora la digestión, las menstruaciones dolorosas y alivia los síntomas de la menopausia. Externamente será útil aplicado en forma de compresas templadas en conjuntivitis, vista cansada y cuando se somete a un esfuerzo continuado a los ojos. En forma de cataplasma se aplica en abscesos, forúnculos, articulaciones inflamadas y traumatismos. Podemos elaborar un colirio mezclándolo con un poco de suero fisiológico.

Otros usos:
Una infusión concentrada es eficaz contra las borracheras. Tiene sinergia con la Eufrasia en las irritaciones oculares. De esta planta se dice que aleja a la muerte de la cabecera de los enfermos.

Toxicidad:
No tiene toxicidad. No debe emplearse la planta seca a no ser que la queramos utilizar como anticoagulante.

MELENA DE LEÓN
Hericium erinaceus

Se trata de un hongo poco común, aunque es considerado una exquisitez en la cocina. El cuerpo fructífero parece la melena de un león, por ello recibe ese mismo nombre. Fue descubierto por primera vez en América del Norte.

Botánica
Se desarrolla preferiblemente sobre castaños, robles, hayas o nogales muy viejos pero aún vivos y crece sobre el tronco a una altura de 3-4 metros.

Composición

Treitol, ácido palmítico.

D-arabinitol.

Hericinonas y Erinacinas

Usos medicinales

Demencia

Estimula las células nerviosas de los animales.

Mejora la capacidad cognitiva.

Para el tratamiento de parálisis provocadas por las lesiones medulares, enfermedades psicosomáticas como la esquizofrenia o las neuromotoras como el Parkinson, y sin excluir los problemas derivados de la prematura senilidad de las neuronas cerebrales como el caso del Alzheimer.

Inflamaciones gástricas

Pancreatitis

Enfermedad de Crohn

Hemorroides

Cáncer

Los cánceres tratables incluyen los intestinales y pancreáticos y los de estómago, así como el cáncer de esófago. También se ha logrado reducir significativamente los efectos secundarios asociados con la quimioterapia.

Osteoporosis

Obesidad

Infecciones   Fortalece la inmunidad de la persona y promueve la salud corporal global.

MELISA

Melissa officinalis

Botánica:

Perteneciente a una familia de especies muy similares, es un subarbusto que alcanza los 60 cm. de altura y posee florecillas blancas. Las hojas tienen un gusto similar al tomillo y por eso se usa como condimento.

Recolección:

Se planta en primavera mediante esquejes, aunque las semillas se pueden mezclar en cualquier época, siendo muy lentas de germinar. Se ponen a pleno sol y aunque en invierno es mejor tenerla resguardada del frío es una planta perenne. Los tallos se cortan en cuanto brotan las flores y se secan rápidamente.

Partes utilizadas:

Se emplean las hojas y las sumidades floridas.

Composición:

Contiene resina, mucílagos, glucósido y saponina en las hojas. La esencia es rica en linalol, citral, geraniol y citronelal, así como en limoneno que le da el sabor característico.

Usos medicinales:

Es digestiva, carminativa, antiséptica y algo sedante. Es una planta muy eficaz en afecciones "de la mujer", especialmente dismenorreas, jaquecas e histerismos. También tiene buenos efectos como antiespasmódica, sedante y para cortar las náuseas y vómitos del embarazo. Corrige las palpitaciones, ansiedad, vértigos y otros trastornos propios de un sistema nervioso alterado, lo mismo que los calambres y la vaginitis nerviosa. Externamente se emplea para mejorar las heridas, lavar los ojos enrojecidos y como un estupendo baño aromático relajante. Calma el picor de las picaduras de insectos y evita el estancamiento de la leche materna. No induce al sueño, por lo que es un remedio tranquilizante para tomar durante el día. Desde hace siglos se le ha considerado la mejor hierba para combatir la melancolía y la tristeza.

Otros usos:
Tiene sinergia con el hipericón en las depresiones nerviosas. Con la Melisa se fabrica la popular "Agua del Carmen" o "Agua de Melisa", la cual fue popularizada por los monjes Carmelitas en 1611 y que aún se puede encontrar en herboristerías y farmacias antiguas.
Toxicidad:
No tiene toxicidad.

MENTA
Mentha piperita

Botánica:
La más popular de las plantas aromáticas. Hay quien asocia esta hierba con el poder, la sexualidad y la divinidad, aunque su uso como digestiva es el que más arraigo ha tenido. Resistente a las plagas, solamente necesita agua en abundancia y protegerla del sol fuerte. Si lo hacemos así crecerá rápida y abundante, pudiéndose podar repetidas veces durante el año.
Recolección:
Una vez pasado el verano deberemos cortar los tallos al ras y cubrir el lecho de tierra fértil. Como se reproduce todos los años, será necesario levantarla de vez en cuando y dividir las raíces, lo que mejora su posterior crecimiento. Podemos cultivarla en cualquier recipiente y tendremos hojas en apenas cuatro semanas, aunque su floración se limitará al principio del verano, momento adecuado para cogerla. Hay

que manipularla con precaución pues se ennegrecen fácilmente.

Partes utilizadas:
Se emplean las hojas.

Composición:
Taninos, triterpenos, mentol, mentona, flavonoides, ácidos fenólicos, ácido oleanílico, enzimas y pectinas.

Usos medicinales:
Es antiespasmódica, carminativa, antiséptica, balsámica y afrodisíaca. Sus usos más frecuentes son como saborizante de otras hierbas, en licorería, ambientadores y cosmética. Sin embargo, es también un buen remedio para mejorar la función biliar, evitar las malas digestiones, impedir la formación de gases intestinales y suavizar los espasmos. Igualmente nos ayuda a combatir el mareo de los viajes, el vértigo, las palpitaciones nerviosas, los dolores de cabeza y fluidificar las vías respiratorias. Externamente tiene buenas propiedades como antiséptico, antineurálgico, antidoloroso en problemas reumáticos y para aliviar los dolores dentales.

Otros usos:
Combate el mal aliento y se le atribuyen ligeras propiedades afrodisíacas en la mujer.

Toxicidad:
No tiene toxicidad.

MIJO
Lithospermum officinale

Botánica:
Se trata de una planta gramínea que posee granos brillantes, ligeramente aplastados y cuyo color puede oscilar entre el

blanco y el negro. Sabemos que su cultivo data al menos 5.000 años. Esta planta herbácea perenne tiene un rizoma corto, tallo erguido ramificado y en las axilas de las hojas aparecen pequeñas flores blancas. Toda la planta se halla recubierta de un áspero vello.

Sus frutos hay que recolectarlos a mano cuando los vemos brillar, pues su color blanco destaca sobre sus verdes hojas. Se sacude entonces toda la planta para recoger las semillas en un trapo y se esperan a que estén totalmente secas.

Recolección:

Cuando se recolectan los granos están recubiertos de una cascarilla de color amarillo, rica en celulosa y lignina, en cuyo interior se encuentra el grano que representa el 61% del peso total.

Partes utilizadas:

Se emplean las semillas.

Composición:

Mucílago, sílice, fenoles, rutina, quercetina y vitaminas.

Usos medicinales:

Diurética y vitamínica. Para estimular el crecimiento del pelo y como energético en personas de gran desgaste físico. En infusión hay que molerlas antes para que se absorban sus principios medicinales. Con las hojas secas se prepara un sucedáneo del té muy nutritivo y con el pigmento rojo de rizoma se colorea la mantequilla y algunos licores.

Otros usos:

Tiene un ligero efecto anticonceptivo, aunque aún no se sabe el motivo.

Contiene una enzima (una diastasa muy activa) que actúa sobre las materias grasas.

Es muy diurética y se emplea en las afecciones de las vías urinarias y contra la formación de cálculos renales.
Toxicidad: no tiene

MILENRAMA (Aquilea)
Achillea millefolium

Botánica:
Pertenece a las Compuestas, tiene rizoma rastrero, tallo erecto, hojas verdes brillantes y flores blancas y rosas de largos peciolos. Despide una ligera fragancia, aunque sus frutos tienen sabor amargo.

Recolección:
Florece entre mayo y junio.
Partes utilizadas:
Se emplea toda la planta.
Composición:
Contiene aquicilina, azuleno y lactosa, colina, ácido valeriánico, ácido fórmico y flavonoides.
Limoneno, pineno, tuyona, borneol, azuleno y cineol en la esencia.

Usos medicinales:
Es antiinflamatoria, venotónica, cicatrizante y hemostática. Se emplea con éxito en la patología venosa, las dismenorreas y la insuficiencia hepática. Externamente para lavar heridas, como cicatrizante, contra hemorroides y en las quemaduras y llagas.
Otros usos:
La esencia se emplea en algunos licores y cervezas. Se le atribuyen propiedades como emenagoga, antipirética y reguladora del periodo y la menopausia.

Toxicidad:
No tiene toxicidad. No emplear en embarazadas. La esencia puede producir vértigos.

MORAL
Morus nigra

Botánica:
Pertenece a la familia de las Moráceas y está emparentado con el Moral Blanco, variedad menos apreciada. Es originario de Irán y Afganistán. Los frutos de la variedad *nigra* poseen hojas más rústicas, flores amarillas y frutos negros.

Recolección:
Los frutos cuando maduran son de color negro púrpura.

Partes utilizadas:
Se emplean los frutos y las hojas.

Composición:
Antocianos, asparragina, adenina, glucosa, carbonato de calcio, proteínas, fósforo, calcio, hierro, taninos, pectinas, vitaminas A y C y un 8% de carbohidratos.

Usos medicinales:
Los frutos son antiinflamatorios y mineralizantes. La corteza es aperitiva y la raíz laxante. Las moras se usan como alimento energético y para combatir las enfermedades reumáticas.

Las hojas maceradas toda una noche para casos de infecciones intestinales y para estimular la diuresis.

También sirven moderadamente en la bronquitis, los dolores de garganta y la tos. El cocimiento de la corteza tomado antes de las comidas estimula el apetito y mejora las digestiones, aunque posee un efecto laxante a tener en cuenta y a dosis altas es un purgante.

Otros usos:
Con las moras fermentadas se prepara un licor popular y en estado natural se hacen mermeladas y zumos.

Toxicidad:
No tiene toxicidad.

MORINGA
Moringa Oleifera

Arango, Árbol de las Perlas, Behen, Ben Ailé, Ben Nut Tree, Ben oléifère, benzolive, Canéficier de l'Inde, Chinto Borrego, Clarificador Árbol, Palillo Árbol, Ben, india rábano picante, Jacinto, kelor árbol, Moringa, Marango, Mlon.

Botánica:
Moringa es una planta que es nativa de las zonas sub-Himalaya de la India, Pakistán, Bangladesh y Afganistán. También se cultiva en los trópicos. Se trata de un árbol de crecimiento rápido nativo del sur de Asia y que ahora se encuentra a lo largo de los trópicos. La moringa, que a veces es descrita como el "árbol milagroso", "árbol baqueta" o "árbol de rábano picante", tiene hojas pequeñas y redondeadas.

El hecho de que la moringa crezca rápida y fácilmente, la hace especialmente atractiva en las áreas empobrecidas, y se ha utilizado exitosamente para mejorar el consumo de nutrientes en Malawi, Senegal e India. En estas áreas, la moringa podría ser el alimento más nutritivo disponible localmente y puede cosecharse durante todo el año

Partes utilizadas

Las hojas, corteza, flores, frutos, semillas y raíces se utilizan para hacer la medicina.

Composición:
Es rica en palmitoleico, oleico y linoleico. Proteínas, calcio, beta caroteno, potasio, compuestos fenólicos, vitaminas A, C, E, K, B, B1, B2, B3, B6, Alanita, Arginina.

Usos medicinales:
La medicina tradicional ha utilizado sus hojas durante siglos, y el sistema Ayurvédico de medicina las relaciona con el tratamiento y prevención de alrededor de 300 males.

Antimicrobiano: Se ha demostrado que las hojas, semillas, y flores de la Moringa contienen grandes cantidades de Pterygospermin, que inhiben varias bacterias patógenas tales como el Escherichiacoli, Staphylococcusaureus, E. coli, etc. La flor de la Moringa tiene propiedades para controlar ciertos parásitos de nuestro organismo.

Úlceras gástricas: Se utiliza tradicionalmente la fuerte acción antiinflamatoria del árbol para tratar úlceras estomacales. El aceite es único en que, a diferencia de la mayoría de los aceites vegetales, la moringa resiste la acidez.

Elimina los hongos: El extracto de hoja de Moringa es eficaz para controlar el crecimiento de los hongos en el organismo. Al contener gran cantidad de Pterygospermin, tiene una gran acción antifúngica.

Tiene propiedades anti-inflamatorias: El extracto de raíz de la Moringa, contiene gran cantidad de sustancias anti-inflamatorias. Las semillas de Moringa pueden ayudar en enfermedades inflamatorias crónicas.

Se utiliza para reducir el asma: Los granos de semilla de Moringa tienen muchas propiedades que se asemejan mucho a la efedrina, sustancia que se utiliza para el tratamiento del asma. La Moringa relaja los bronquiolos, y disminuye la gravedad de los síntomas del asma mejorando las funciones respiratorias.

Tiene propiedades analgésicas: El extracto de las hojas y las semillas de la Moringa, tiene propiedades analgésicas en nuestro organismo.

Ayuda a reducir la hipertensión: contiene unos activos biológicos, que ayudan a estabilizar la presión arterial del organismo, por lo tanto actúa como hipotensor.

Es diurética: La Moringa tiene grandes propiedades diuréticas en las raíces, hojas, flores, y semillas, que ayudan a eliminar toxinas en el organismo.

Reduce el colesterol: Tiene propiedades que disminuyen el colesterol, y un estudio con animales encontró que sus efectos podían compararse a los del medicamento simvastatina, para reducir el colesterol, de acuerdo con el *Journal of Ethnopharmacology.*

Actividad antidiabética: es efectiva para bajar los niveles de azúcar en sangre, en un periodo de 3 horas después de su ingesta. El ácido clorogénico, ha demostrado disminuir la absorción de azúcar en las células y los estudios con animales han encontrado que reduce los niveles de azúcar en la sangre.

Tiene propiedades antioxidantes: Las semillas de Moringa contienen bioactivos de compuestos fenólicos, como la quercetina y el kaempferol, que son los responsables de la actividad antioxidante de la Moringa. También contiene gran cantidad de Vitamina A, C, E, K, B, B1, B2, B3, B6, Alanita, Arginina, y Beta-caroteno. Incrementa significativamente las actividades del SOD (superóxido dismutasa, catalasa, y GPx con elevación en un nivel GSH reducido en los tejidos (hígado, riñones y cerebro).

Mejora enfermedades del hígado: Las flores de la Moringa contienen un flavonoide llamado quercetina, que protege al organismo de contraer enfermedades hepáticas. El aceite de Moringa (a veces llamado Ben) ha demostrado proteger al hígado de la inflamación crónica.

Protege contra el cáncer: Contiene compuestos bioctivos como el niazimicin, que protegen al organismo de contraer cáncer.

Actividad anti-fertilidad: Las raíces de la Moringa contienen propiedades antiestrogénicas, y antiprogestacional, que afectan a la fertilidad. Si se consumen grandes cantidades puede llegar a ser abortiva.

Estimulante cardiaco y circulatorio: Las hojas estimulan el sistema cardíaco y circulatorio del organismo. La raíz de la Moringa contiene alcaloides que actúan como estimulante cardíaco a través del sistema nervioso.

Antitóxico: Las hojas y semillas de la moringa pueden protegerlo contra algunos de los efectos de la toxicidad del arsénico, lo que es especialmente importante teniendo en cuenta las noticias de que los alimentos básicos comunes, como el arroz, podrían estar contaminados.

En resumen:

Moringa se utiliza para la anemia, artritis, asma y estreñimiento.

De modo especial como terapia antienvejecimiento, para el cáncer y la diabetes.

También es eficaz en la epilepsia, dolor de estómago, gastritis, jaquecas, hipertensión, cálculos renales, infecciones parasitarias y afecciones tiroideas.

Se le atribuyen propiedades como afrodisíaco y estimulante del sistema inmunológico.

En forma tópica se emplea como germicida, abscesos, verrugas y pie de atleta.

En algunos países se emplea en la fabricación de cosméticos.

Otros usos:

Como alimento es muy nutritiva y se prepara de manera similar a las judías verdes, mientras que las semillas se quitan de las vainas más maduras y se cocinan como los guisantes o asadas como las nueces.

Si tiene acceso a un árbol de moringa, puede utilizar las hojas frescas en su comida; su sabor es similar al rábano. Consúmalas como ensalada, mezcladas en sus licuados o hervidas como espinaca. Otra opción es utilizar el polvo de moringa, ya sea en forma de suplemento o en licuados, sopas y otros alimentos para obtener más nutrientes. El polvo de moringa tiene un sabor "verde" distintivo, así que quizá debería comenzar a añadirlo a sus comidas poco a poco.

También puede utilizar el aceite de moringa (o aceite ben) orgánico y prensado en frío, aunque es costoso (cerca de 15 veces más que el aceite de oliva).

MUIRA PUAMA
Ptychopetalum olacoides

Botánica:

El *Ptychopetalum olacoides* es un arbusto que se encuentra en la selava amazónica de Brasil.

Sus flores son blancas y pequeñas, con peciolos cortos y dispuestas a lo largo de los tallos entre las hojas, con un perfume penetrante parecido al del jazmín.

Usos medicinales:

En 1925, se publicó un estudio farmacológico sobre esta planta, demostrando su efectividad en el tratamiento de desórdenes del sistema nervioso y la impotencia sexual.

Composición:
Ácidos grasos libres, aceites esenciales, esteroles y un alcaloide.

Usos medicinales:
La corteza se emplea en el tratamiento de la impotencia, en el reumatismo, la gripe, la alopecia y el estreñimiento.

También es eficaz en el envejecimiento, enfermedad de Alzheimer, como analgésico (alivio del dolor), ansiedad, afrodisíaco, estimulante del apetito, ataxia (pérdida de coordinación), arterosclerosis (endurecimiento de las arterias), mejoramiento del desempeño atlético, calvicie y beriberi (deficiencia vitamínica).

Se le atribuyen propiedades en cáncer, trastornos cardiacos (astenia), estimulación del sistema nervioso central, depresión, diarrea, disentería (diarrea severa), dismenorrea (menstruación dolorosa), dispepsia (molestia estomacal), energía, fatiga, úlceras gástricas, trastornos gastrointestinales (astenia), anquilostomiasis, hipercalcemia (altos niveles de calcio), infertilidad, influenza, mejoramiento de la memoria, cólicos menstruales, irregularidades menstruales, desempeño mental, agotamiento nervioso, neuralgia (dolor nervioso) y neurastenia.

Toxicidad:
La muira puama puede aumentar la presión arterial y la estimulación del sistema nervioso central. El uso combinado

de la muira puama con inhibidores de la monoamina oxidasa (IMAO) puede potenciar el riesgo de crisis hipertensivas.

MUÉRDAGO
Viscum album

Botánica:
Pertenece a las Lorantáceas. Se trata de una planta parasitaria que se encuentra en zonas de media y alta montaña, con hojas siempre verdes, largas raíces y flores amarillas. Se adhiere a manzanos, chopos, encinas y otras especies.
Recolección:
Florece entre marzo y mayo y los frutos maduran en otoño.
Partes utilizadas:
Se emplean las hojas.

Composición:
Acetilcolina, inositol, manitol, colina, viscalbina, saponina, vitamina C y sales minerales.

Usos medicinales:
Hipotensor, espasmolítico y antitumoral. Es un remedio muy eficaz para todos los procesos tumorales, en especial los que se asientan en la cabeza. Algunos especialistas lo aplican in situ, mediante inyecciones, lo que permite emplear dosis más altas y disolver mejor los tumores localizados. También se emplea con eficacia en la hipertensión, la arteriosclerosis y los acúfenos.
Otros usos:
Tiene efectos antiepilépticos y diuréticos. Tiene sinergia con el olivo en la hipertensión.
Toxicidad:

Su grado de toxicidad es medio.

NARANJO AMARGO
Citrus aurantium

Botánica:
Árbol con la copa en forma de cúpula, perenne, con hojas verdes y esparcidas, las flores se sitúan en las extremidades de las ramas y se las conoce como *Flor de Azahar*. Procede de la India y en la actualidad crece en climas templados, aunque es desconocido en forma silvestre. Suele alcanzar los 8 m de altura. **Recolección:**
Se puede hacer varias veces al año y se recogen las flores cerradas o abiertas en verano. Se secan a la sombra.
Partes utilizadas:
Flores y frutos
Composición:
Esencia de limoneno, hesperidia, glucosa, tanino y ácidos en las hojas.
Limoneno, pineno, citroneol, nerol, canfeno, linalol y geraniol en las flores.
Citral, hesperidina, vitaminas, enzima, pectina y flavonoides en la corteza de los frutos.

Usos medicinales:
La esencia de Azahar tiene efectos sedantes y antiespasmódicos. La cáscara del fruto es digestiva y venotónica. Las flores y, por tanto, la esencia, son un remedio tradicional contra el insomnio, la excitación nerviosa y el histerismo. Alivia la tos nerviosa y el estrés. La cáscara se emplea para las enfermedades venosas, especialmente hemorroides y varices, aunque también se le han encontrado

buenos efectos en la arteriosclerosis. Mejora la resistencia capilar, los edemas por estancamiento venoso y la tendencia a las hemorragias. Es un buen remedio para aplicar en el embarazo por su inocuidad.

Otros usos:
Recientemente se emplea el aceite de sus semillas para combatir el exceso de colesterol, ya que son muy ricas en ácidos grasos esenciales. Tiene sinergia con la cáscara del limón en la patología venosa.
Toxicidad:
No tiene toxicidad.

NIAOULI (Gomenol)
Melaleuca viriflora

Botánica:
Procedente de las hojas del árbol Melaleuca original de Madagascar, es una planta rescatada por la medicina natural, ya que aunque fue usada ampliamente por la medicina química como balsámico, cayó en desuso hace muchos años.
Partes utilizadas:
Se emplean las hojas para elaborar esencia.
Composición:
Contiene eucaliptol, terpineol, citreno, limoneno, pineno, terebenteno, esteres butírico y valeriánico.

Acciones medicinales:
Posee efectos notables como balsámico, anticatarral y antirreumático. Externamente se puede utilizar dando fricciones en casos de migrañas, sinusitis y dolores reumáticos, así como para lavar heridas, úlceras y asepsia de

la cavidad bucal. Resulta especialmente útil para prevenir epidemias de gripe y para ello basta con poner unas gotas en la almohada ya que sus vapores medicinales poseen un fuerte efecto bactericida. Como ambientador, para lograr aire puro.

Otros usos:
En uso interno posee propiedades como fluidificante de las mucosidades bronquiales, contra la infección puerperal y contra las enteritis y las infecciones urinarias.

Toxicidad:
La esencia pura puede irritar la piel.

NOGAL
Juglans regia

Botánica:
Perteneciente a las Juglandáceas, este antiguo árbol gusta de zonas cálidas al lado de laderas abrigadas. Puede llegar a desarrollarse en alturas superiores a los 700 metros si el suelo es fértil, puesto que las raíces penetran hasta los 3 metros y lateralmente alcanzan los 15 metros.
Tiene una madera muy cotizada en el mercado y sus frutos los proporciona en el invierno.
La corteza de este árbol va pasando del color marrón al gris, al mismo tiempo que se agrieta su superficie. Sus hojas son aromáticas y las flores femeninas forman yemas. Florece en primavera antes de que aparezcan las hojas.

Recolección:
Las flores aparecen en mayo y el fruto en forma de nuez, encerrado en una cáscara verde que se pone blanda cuando madura, libera una nuez de cáscara dura.

Partes utilizadas:

Se emplean las hojas y los frutos.

Composición:

Carotenos, juglandina, inositol, juglona, piroganol y vitamina C.

Las nueces contienen Zinc, cobre, vitaminas B, A y E, además de potasio, magnesio, azufre, fósforo, manganeso, zinc, sodio, cobre, hierro y calcio.

También contienen pequeñas cantidades de un alcaloide llamado yuglanina, taninos gálicos, aceite esencial y un glucósido. Un 15% de proteínas, y un 41% de ácidos grasos poliinsaturados, entre ellos el ácido linoleico (omega-6) y el alfa-linoleico (omega-3).

Usos medicinales:

Es digestivo, emenagogo, hipotensor e hipoglucemiante. Su uso externo está muy extendido como colorante para el cabello y la madera, para el tratamiento del acné, la sarna y los abscesos, así como para el herpes, los forúnculos y la alopecia. Internamente sus hojas tienen propiedades depurativas, bajan la tensión arterial, provocan la menstruación, abren el apetito, mejoran la función hepática y ejercen un buen efecto tónico general. Se le encuentran también aplicaciones intensas para expulsar los parásitos intestinales y para bajar la fiebre.

Otros usos:

Sus frutos, las populares nueces, por su gran parecido con el cerebro humano se las han considerado desde siempre como un tónico y estimulante cerebral, aunque recientemente se le han descubierto interesantes propiedades para las afecciones cardiacas, especialmente el filamento interno que normalmente se desecha. Las semillas son comestibles y prensadas dan un aceite de buen sabor, mientras que con los frutos se hacen conservas cuando están verdes. Con la madera se hacen armazones para fusiles y muebles de calidad. Con el corcho se preparan bronceadores y con las hojas se hace una infusión para alejar parásitos.

Toxicidad:
No administrar junto a sales de hierro o alcaloides.

NONI
Morinda citrifolia

Cultivo:
Planta original de Hawái perteneciente a la familia de las Rubiaceae. Se emplean preferentemente los frutos liofilizados en cápsulas.

Composición:
Ácido benzoico, ácido linoleico, limoneno, ácido oleico, eugenol, selenio, vitamina C, ácido acético, asperulósido, ácido hexanoico, xeronina, proxeroninasa, proxeronina y escopoletina.

Usos medicinales:
Es analgésica, antiinflamatoria y adaptógena. Estimula la producción de células inmunitarias de la serie T y el crecimiento de los macrófagos, por lo que se considera un buen **estimulante de las defensas**. Modera la tensión arterial alta, disminuye la hiperviscosidad sanguínea, regula la producción de insulina pancreática y disminuye los niveles altos de colesterol.

Otros usos:
Antiguos manuscritos de curanderos cuentan que los Polinesios utilizaban el fruto del Noni como ingrediente

principal en el tratamiento del asma, alergias, artritis, dolor de cabeza, dismenorreas, fatiga crónica, tos, y fracturas.

NUEZ DE COLA
Cola acuminata

Partes utilizadas:
Semillas desecadas.

Usos medicinales:
Estimulante Sistema Nervioso Central.
Fatiga. Cansancio, Dolor de Cabeza.

Toxicidad:
Baja. Las relacionadas a la cafeína. Mismas precauciones que para el café.

NUEZ MOSCADA
Myristica fragrans

Botánica:
También denominado *Miristica Olorosa*, se trata de un árbol de hasta 10 metros de altura, perteneciente a la familia de las Miristicáceas. Posee hojas de color verde intenso, oblongas, con flores amarillas perfumadas. El fruto es amarillo o rojo y cuando se abre muestra una semilla dura que se denomina Nuez Moscada. Conocida también como Mirística olorosa o Moscadero, posee unas flores pequeñas de color amarillo y un fruto que al abrirse da una semilla dura y leñosa. Su sabor es muy agradable y se le puede emplear incluso para aromatizar bebidas calientes y ponches. Forma parte del agua de El Carmen.

Recolección:
Hay que esperar a que las semillas estén bien maduras y abiertas.
Partes utilizadas:
Se emplean los frutos.
Composición:
Materia grasa, ácidos esenciales, pineno, canfeno, geraniol, eugenol y miristicina.

Usos medicinales:
Su fuerte aroma la hace idónea como aromatizante en licorería y guisos. También se le reconocen propiedad como carminativa, estimulante general, antiséptica y como reforzador de las defensas. Es útil para diversas patologías del aparato digestivo, como dispepsias, gases, colitis espasmódicas e infecciones gástricas. Es un poderoso estimulante uterino y por ese motivo se emplea en las amenorreas y para estimular las contracciones en el parto.
Otros usos:
Externamente se aplica para calmar el dolor de muelas. Solamente debe usarse para aromatizar comidas en bebidas en dosis pequeñas, ya que en infusión es muy fácil sobrepasar la dosis y dar lugar a envenenamientos graves.
Toxicidad:
Su grado de toxicidad es bajo. No emplear la esencia a diario sino esporádicamente.

ÑAME SILVESTRE
Dioscorea villosa

Botánica:
Planta herbácea de la familia de las dioscóreas, con tallos endebles, hojas grandes, flores pequeñas y verdosas en

espigas, y raíz tuberculosa, de corteza casi negra y carne parecida a la de la batata, que cocida o asada se consume habitualmente en los países intertropicales.

Parte utilizada:
El rizoma después de un año

Composición:
Hasta los años 70 se empleó por su alto contenido en diosgenina.

Usos medicinales:
Antiespasmódico y antiinflamatorio. En la patología del aparato digestivo, como espasmos, vómitos, cólicos, hipo, diverticulitis y cólicos biliares. También en la sequedad vaginal de la menopausia, la artritis reumatoide y la dismenorrea. Tiene efectos afrodisiacos en el varón.

El Ñame posee precursores de la pregnenolona, a su vez precursora de las progesteronas y de la DHEA (dehidroepiandrosterona), la hormona principal de la corteza suprarrenal. La hormona DHEA está siendo considerada por investigadores de todo el mundo como el descubrimiento más importante para la salud y la longevidad. Se han publicado miles de experiencias e investigaciones con la DHEA, en las que se mencionan sus muchos beneficios. Normalmente, la DHEA alcanza su máxima concentración en sangre a los 20 años, y desde ese momento comienza a disminuir lentamente a lo largo de la vida, lo que parece ser ocasiona varias enfermedades por el envejecimiento.

La utilización frecuente del extracto de Ñame salvaje parece aportar una nueva juventud y fortaleza a quienes lo emplean.

Otros usos:

Se emplea frecuentemente como sustituto natural de las hormonas femeninas, pues posee componentes similares a la progesterona. Ayuda a disminuir la fertilidad. También parece ser eficaz en los ovarios poliquísticos.

OLIVO
Olea europea

Botánica:
Perteneciente a las Oleáceas se trata de un árbol que se adapta bien a los cambios estacionales, aunque no tolera inviernos con fríos de larga duración. Su cultivo necesita poca agua y necesitará drenaje si el terreno es fértil y húmedo. Si todo es correcto llegará a medir 15 metros de altura y tendrá una copa considerable. En el caso de enfermar tiene una gran capacidad de regeneración. Hay que podarlo convenientemente, sino los frutos tardarán hasta 12 años en salir.

Recolección:
Florece entre mayo y junio y si las temperaturas ya no bajan de los 15° dará lugar a un fruto (a partir del cuarto año) de color verde amarillento o morado. La recolección se suele hacer cuando las temperaturas han bajado bastante, en noviembre o diciembre.

Partes utilizadas:
Se emplean las hojas y el aceite de sus frutos.

Composición:
Manitol, glucosa, resina, oleorropina, oleasterol y oleanol.

Los frutos son ricos en sales minerales, vitaminas A y D, ácido oleico, linoleico y palmítico.

Usos medicinales:
Hipotensor, diurético, hipoglucemiante (las hojas) y antiarteriosclerótico. Favorece la dilatación de las coronarias, controla las arritmias, mejora la diabetes y tiene efecto diurético leve. Sus frutos, las aceitunas, son un buen remedio para bajar el colesterol, son laxantes, facilitan la evacuación de la bilis y aplicado externamente suavizan y nutren la piel. Tiene sinergia con el Espino blanco en la hipertensión

Otros usos:
Los restos de la aceituna una vez exprimida se emplean como alimento para el ganado, mientras que la madera se usa en trabajos de ebanistería y para hacer carbón vegetal.

Toxicidad:
No tiene toxicidad.

OLMO
Ulmus carpinifolia

Botánica:
Pertenece a la familia de las Ulmáceas. Es un árbol que gusta de lugares cálidos en bosques, valles y llanuras, así como en las orillas de los ríos. Si el suelo está seco apenas crece.

Recolección:
Las flores bisexuales aparecen a finales de marzo y el fruto, con la semilla hacia el borde superior, madura en mayo.

Partes utilizadas:
Se emplean las cortezas de dos años.

Composición:
Fitosteroles, taninos y mucílagos.

Usos medicinales:
Se le reconocen propiedades como astringente, cicatrizante y anticatarral, aunque antiguamente se consideraba que era capaz de curar al menos 50 enfermedades diversas. El cocimiento de la corteza es eficaz contra la dermatosis, el eczema húmedo, el acné y para eliminar la costra láctea. También y siempre de forma externa, podemos tratar el reumatismo, el herpes, las neuralgias y las aftas bucales. Internamente tiene efectos en los catarros y las infecciones vaginales e intestinales.

Otros usos:
Antiguamente era considerado un árbol mágico y se pensaba que era el preferido del dios griego Morfeo. Tal es así que se le atribuyeron propiedades curativas para la mayoría de las enfermedades y hasta se pensaba que su presencia proporcionaba felicidad y atraía los rayos.

Toxicidad:
No se conoce.

ONAGRA
Oenothera biennis

Botánica:
Planta herbácea, vivaz, de hojas dentadas ovaladas de color verde. Genera flores solitarias o agrupadas en umbela con corola tubular amarilla difuminada en blanco y compuesta de cinco pétalos que en la parte superior son de color amarillo claro y alguna vez violáceo.

Recolección:
Cuando las semillas estén maduras

Partes utilizadas:
De esta planta se emplean principalmente las semillas.
Composición:
Ácidos grasos esenciales.

Usos medicinales:
Factor decisivo en el metabolismo de las prostaglandinas y en la formación de la piel. Tiene una importancia alta en la regulación de la síntesis de las prostaglandinas, así como en la alergia y las defensas orgánicas. Eficaz en la dismenorrea, esclerosis múltiple, envejecimiento cutáneo y artritis reumatoide. Se recomienda en el eccema atópico, la falta de lágrima o secreción vaginal, la neuropatía diabética, prevención de trombosis, y control del colesterol.

Otros usos:
Se emplea en el tratamiento de la esquizofrenia y en niños hiperactivos. Hay que emplearla unida a la vitamina E por su facilidad para oxidarse. También se pueden emplear las raíces, flores y hojas, pues estas dos últimas también contienen los preciados aceites esenciales. Poseen propiedades tónicas del sistema nervioso, son antiespasmódicas y calmantes.
Toxicidad:
No tiene toxicidad.

ORÉGANO
Origanum vulgare

Botánica:

Aunque existen diversas variedades y es normal confundirlo con la Mejorana, a fin de cuentas es de la misma familia, recomendamos para plantar en macetas la variedad Origanum onites, la cual encontraremos fácilmente en las floristerías. Este Orégano necesita sol y un suelo suelto, nada apelmazado, crece casi 60 cm y es bastante productivo durante años, aunque muere todos los inviernos. Si tenemos la precaución de podarlo enérgicamente al final del verano y trasladamos la maceta a un lugar cálido, quizá nos de hojas nuevas incluso en época fría.

Recolección:
En tiempo de floración, entre julio y septiembre, recoger los tallos más gruesos. Para plantarlo se hace por división o por esquejes de brotes tiernos en primavera. Si es por semillas hay que ponerlas en una cajonera a una temperatura media de 15ª C.

Partes utilizadas:
Se emplean las sumidades floridas.

Composición:
Terpineol, ácido caféico, timol, carvacrol, rosmarínico y clorogénico, flavonoides, linalol y ácido ursólico.

Usos medicinales:
Carminativo, expectorante y antiséptico. Mejora las digestiones, impide la formación de gases y tiene efecto tónico general. Ayuda a producir la menstruación y suaviza las vías respiratorias.
Su aceite esencial posee propiedades antibióticas.

Otros usos:
Externamente se puede emplear para lavar heridas, quemaduras, úlceras y en dolores reumáticos. La esencia es eficaz para calmar localmente el dolor de oídos.

Toxicidad:
No tiene toxicidad, pero no emplear la esencia a dosis altas ni en niños.

ORTIGA BLANCA
Lamium album

Botánica:
Conocida también como *Galepsis*, pertenece a la familia de las Labiadas. Se encuentra en prados cálidos y sus hojas lanceoladas parecidas a la de la ortiga emanan un olor fuerte pero desagradable.
Recolección:
Cuando florezca
Partes utilizadas:
Se emplean las hojas y flores.
Composición:
Ácidos fenólicos, flavonoides, mucílagos, taninos, potasio y saponinas.

Usos medicinales:
Es astringente, tónica, hemostática y emoliente. Se emplea en las dismenorreas y metrorragias, así como en varices y hemorroides. También tiene un efecto favorable en las diarreas. Externamente es útil en gingivitis, heridas, quemaduras y faringitis.
Otros usos:
Las extremidades se pueden comer en ensalada y con la infusión diluida se hace un colirio. Aunque está relacionada con las ortigas, sus hojas no pican y ni siquiera sus propiedades terapéuticas son parecidas. El néctar de sus flores puede chuparse directamente.

Toxicidad:
Las flores no tienen toxicidad, pero el jugo elaborado con las hojas debe emplearse por prescripción médica.

ORTIGA MAYOR
Urtica dioica

Botánica:
Planta herbácea de las Urticáceas, de tallo erecto, hojas grandes de bordes aserrados y flores en espigas pequeñas de color amarillo. Las hojas están recubiertas de una pelusilla picante, llenas de ácido fórmico. Se encuentra entre ruinas, muros, senderos de montaña y cursos de agua.

Recolección:
Las hojas se recogen en primavera y verano, y las semillas en otoño.

Partes utilizadas:
Se emplean las hojas.

Composición:
Clorofila, ácidos fórmico, acético, minerales, vitaminas y oligoelementos.

Usos medicinales:
Remineralizante, diurética y antirreumática. Baja el ácido úrico, elimina los cálculos renales, es eficaz en diabetes y edemas, mejora la función biliar, las diarreas y las úlceras gastroduodenales.

Mezclada con el extracto de avena (diez gotas de cada, debajo de la lengua) posee importantes efectos afrodisíacos, restaurando los niveles de testosterona y la función de la próstata.

Otros usos:
Externamente se emplea para robustecer el cabello, eliminar la caspa, para lavados vaginales y bucales, así como en las dermatitis seborreicas.

Toxicidad:
La sustancia urticante está dentro de los pequeños pelos de las hojas, los cuales rompemos al tocarlas y así el veneno se disemina en la piel. No obstante, basta un ligero escaldado en agua caliente para que pierdan ese poder y así las podamos tocar ya libremente e incluso comer. Para recolectarlas bastan simplemente unas tijeras y unos guantes de fieltro gruesos.

ORTOSIFÓN
Ortisipon stamineus

Botánica:
El ortosifón o "té de Java" es originario del Asia tropical, concretamente de Malasia e Indonesia. Sus originales flores azul violáceo poseen unos estambres muy largos, por lo que también se le conoce como bigotes de gato.

Composición:
Flavonoides, polifenoles, aceites esenciales y potasio.

Usos medicinales:

Enfermedades renales y de la vesícula.
Es un potente diurético, indicado para acelerar la pérdida de peso. Estimula la eliminación de la grasa acumulada en las células. Aumenta la eliminación renal de los líquidos, la urea y el ácido úrico.
Favorece la eliminación de cálculos biliares y renales. Asimismo, está indicado para prevenir las recaídas de cólicos nefríticos. En asociación con una planta antiinflamatoria

como el harpagofito, constituye un buen tratamiento de la gota.

PARIETARIA
Parietaria officinalis

Botánica:
Perteneciente a las Urticáceas, tiene el tallo erecto, leñoso y de color rojo, pudiendo alcanzar los 70 cm de altura. Sus hojas están recubiertas de pelusilla y las flores pequeñas y agrupadas son de color verde. Se encuentra en muros y ruinas, pudiéndose confundir con las ortigas.
Recolección:
Florece entre mayo y julio.
Partes utilizadas:
Se emplea toda la planta.
Composición:
Sustancias amargas, flavonoides, taninos y sales de potasio.

Usos medicinales:
Depurativa y calmante. Para infecciones e inflamaciones de vías urinarias, ejerciendo buenos efectos para la eliminación de cálculos y aumentar la cantidad de orina. También en infecciones pulmonares, reumatismo y gripe. Externamente se emplea para lavado de heridas, abscesos, forúnculos, quemaduras y grietas del pezón o anales. Es mejor emplear la planta fresca en forma de emplastos.
Otros usos:
Tiene buenos efectos en la patología biliar. La planta seca es poco eficaz y la presencia de sal nitrosa hace que se descomponga con facilidad. Se emplea para el tratamiento de

infecciones renales en animales bovinos, así como para la limpieza de cristales.
Toxicidad:
No tiene toxicidad en estado fresco.

PASIFLORA
Passiflora incarnata

Botánica:
Conocida también como *Pasionaria,* se trata de una planta trepadora de las Pasifloráceas que se encuentra en terrenos templados, sirviendo habitualmente como decorativa. Sus estambres se asemejan, dicen, a los símbolos de la Pasión de Cristo, de ahí su nombre.
Recolección:
Se recolectan las flores en mayo y las hojas en marzo y abril. Hay que tener cuidado porque suelen ser nido de abejas.
Partes utilizadas:
Se emplean las flores.
Composición:
Alcaloides, fitosteroles, flavonoides, heterósidos, calcio y azúcar.

Usos medicinales:
Es sedante general de efecto suave. Es un buen calmante nervioso, siendo eficaz para tratar la angustia, ansiedad y los trastornos de la menopausia. También en casos de arritmias, temblores seniles y palpitaciones. Su efecto es bastante rápido, incluso en casos de insomnio. Es un sedante adecuado para los niños.

Otros usos:
Se considera en el ámbito popular que esta planta tiene relación con la Pasión y Muerte de Jesús ya que con un poco de imaginación puede verse en ella los clavos y la corona de espinas. De ahí las otras denominaciones "Pasionaria" y "Flor de pasión".
Toxicidad:
No tiene toxicidad.

PEREJIL
Petroselium sativum

Botánica:
Pertenece a la familia de las Umbelíferas, tiene el tallo erecto de hasta 20 cm. de altura y puede dar frutos dos veces al año si se cultiva. La raíz es frondosa, las hojas de un verde brillante, de bordes aserrados y levemente triangulares. Se cultiva abundantemente y puede vegetar en cualquier terreno, prefiriendo lugares frescos y sombreados.
Recolección:
Se recolecta entre agosto y septiembre, cortando las umbelas justo antes de madurar. Se deja secar a la sombra.
Partes utilizadas:
Las hojas frescas o secas
Composición:
Hierro, calcio, fósforo, magnesio, sodio, manganeso, potasio, yodo, azufre, flavonoides, apiol y las vitaminas A, B, C y P,
Es rico en vitaminas A y C, en rutina y un aceite esencial con apiol, apina, miristicina, pineno, terpenos, bergapteno, ácido petroselínico.

Usos medicinales:

Es emenagogo, digestivo y diurético. Tiene un suave efecto para provocar la menstruación y una gran eficacia como diurético.

Es adecuado para tratar edemas e hinchazones, gota, reumatismos articulares e insuficiencia renal.

Mejora las prostatitis que cursan con oliguria y las hepatopatías.

Externamente se emplea su jugo contra la picadura de los mosquitos, en masajes mamarios para cortar la leche materna, en contusiones y convenientemente diluido en las conjuntivitis.

Otros usos:
Aplicado directamente calma los dolores dentales, las neuralgias y las hemorragias nasales. Tiene sinergia con el apio.

Toxicidad:
No emplear en el embarazo por el riesgo de aborto. Su uso prolongado puede provocar irritación gástrica y renal.

PIGEUM
Pygeum africanum

Partes utilizadas:
La corteza del árbol.

Usos medicinales:
Antinflamatorio Prostático. Incontinencia nocturna, Inflamación de la Próstata, Dolor al orinar. Hiperplasia Prostática Benigna.

Toxicidad:
Toxicidad: Muy baja.

PINO
Pinus sylvestris

Botánica:
Perteneciente a las Pináceas. Se trata de un árbol que mide hasta 40 m de altura, de hojas perennes, tronco erguido y corteza abierta, con hojas muy aromáticas, y flores muy abundantes en polen. Se trata de un árbol de rápido crecimiento que alcanza en 20 años los 9 metros de altura.

Recolección:
Los brotes jóvenes se recogen en primavera, inmediatamente después de brotar y se secan a la sombra. El fruto madura al segundo año y libera las semillas en la primavera siguiente. El bálsamo se puede extraer golpeando el árbol o cortando la corteza.

Partes utilizadas:
Se emplean sus yemas corteza y ramas jóvenes.

Composición:
Esencia rica en pineno, trementina, alquitrán y celulosa en la corteza
Vitamina C, limoneno, pineno y flavonoides en las hojas.
Aceites esenciales y resinas en las yemas.

Usos medicinales:
Tanto las yemas como la esencia son antisépticas, balsámicas y levemente diuréticas. Es un excelente remedio contra las afecciones broncopulmonares que se dan en la gripe, los catarros, la neumonía, el asma y la tuberculosis. Sus propiedades como antiséptico y balsámico le hacen un

remedio muy completo y eficaz, incluso en la patología de las vías urinarias, incluidos los cálculos renales y la retención de orina. Es un buen antídoto contra las intoxicaciones por fósforo.

Otros usos:
Posee un interesante efecto como estimulante de la corteza suprarrenal. Externamente se emplea para lavar heridas, en dermatosis, para aliviar los dolores reumáticos y como remedio para el exceso de sudor en los pies. De esta especie se obtiene la esencia de trementina utilizando su resina, mientras que con las hojas se fabrica la lana del bosque, a partir de la cual se hacen almohadas muy cotizadas. Con la destilación de la madera se consigue un alquitrán que combate la calvicie.

Toxicidad:
En cuanto a toxicidad las yemas son inocuas. La esencia depende de la dosis y no se debe utilizar en niños pequeños por el riesgo de broncoespasmo e incluso los vapores muy concentrados pueden excitar ligeramente. No emplear en caso de pielonefritis.

PINO MARÍTIMO
Pinus pinaster Soland

Composición:
Se emplean las yemas, ricas en trementina (pinenos, canfeno, sesquiterpenos), productos oxigenados y flavonoides.

Usos medicinales:
Antihistamínica, antihemorrágica, controla la permeabilidad y aumenta la resistencia capilar, es astringente, expectorante, antiséptica de vías respiratorias y urinarias y, en uso tópico,

es rubefaciente. Se emplea con éxito en afecciones respiratorias: alergias, rinitis, sinusitis, faringitis, gripe, resfriados, laringitis, traqueitis, bronquitis, asma; infecciones urinarias: cistitis, uretritis, prostatitis, afecciones reumáticas. Varices, hemorroides, fragilidad capilar.

En uso tópico: Inflamaciones osteoarticulares, heridas, parodontopatías, vulvovaginitis.

Contraindicada en esencia en la insuficiencia renal, epilepsia, Parkinson u otras enfermedades neurológicas.

POLEO
Mentha pulegium

Botánica:
Confundida habitualmente con la menta, el Poleo es, sin embargo, una planta con identidad propia y con un olor y sabor muy agradables. Es una planta cespitosa que llega a crecer hasta los 30 cm de altura y suele aparecer espontánea por linderos de caminos y cerca de plantaciones de gramíneas. El suelo debe ser algo húmedo, sin encharcar y aunque tolera bien el fuerte sol, es necesario protegerla de vez en cuando con algo de sombra.

Recolección:
Se recoge a finales del verano, cuando su floración es mayor y podemos aprovechar para sembrar sus semillas en macetas. De crecimiento fácil y rápido, solamente hay que protegerla del fuerte viento, regarla abundantemente y cortar solamente las ramas respetando el tallo. De hacerlo así, tendremos hojas para infusiones varias veces al mes.

Partes utilizadas:
Se emplea la planta entera.

Composición:
Isomentona, aceite esencial, mentona, pulegona y piperitenona.

Usos medicinales:
Aperitivo, digestivo, espasmolítico. Se emplea como digestivo y saborizante de otras hierbas. Mejora la función biliar y las jaquecas.

Otros usos:
Tomado unos días antes del parto acorta la duración y mantiene las contracciones.
Toxicidad:
No tiene toxicidad.

PULMONARIA
Pulmonaria officinalis

Botánica:
Pertenece a la familia de las Borragináceas y suele sobrepasar los 40 cm de altura. Está recubierta de pelusilla áspera y sus hojas presentan manchas blancas en el interior. Se encuentra en bosques, pastos húmedos y zonas de montaña.
Recolección:
Florece entre abril y mayo.
Partes utilizadas:
Las hojas frescas se recogen en primavera.
Composición:
Esencialmente mucílagos y alantoína, y en menor cantidad saponinas, taninos, manganeso, sílice y vitamina C, además de un alcaloide pirrolizídínico.

Usos medicinales:
Balsámica, emoliente y cicatrizante. La tradición la recomienda especialmente para el tratamiento de la tuberculosis pulmonar, además de para aliviar los catarros bronquiales en general, las irritaciones de garganta y suavizar la tos. Su riqueza en sílice la hace especialmente útil en la patología bronquial grave. Puede ser útil en las diarreas, la gingivitis y la faringitis. Facilita la diuresis, la sudación y las hemorroides. Externamente se emplea como emoliente en las heridas, grietas de manos y pies y para los sabañones. Tiene sinergia por vía externa con la consuelda e internamente con el gordolobo.

Otros usos:
Un manojo de hojas frescas debajo de la almohada ayuda a dormir y calma las palpitaciones y taquicardias. Puede consumirse en ensalada.

Toxicidad:
Su toxicidad es baja, aunque no se debe administrar en hepáticos.

QUASIA
Quassia amara

Botánica:
Se emplean varias especies que crecen espontáneas en Jamaica, Brasil e India Oriental. Se la conoce como Quina de Cayena

Partes utilizadas:
Se emplea la madera desecada.

Composición:
Cuasina, picrasmina, alcohol neocuasina y acetona.

Usos medicinales:
Enfermedades hepáticas, inflamaciones de las vías biliares, estasis de la vena porta e hidropesía. Esencialmente estimula el apetito.

REGALIZ
Glycyrrhiza glabra

Botánica:
Denominado también como *Paloluz*, se trata de una planta vivaz de las Leguminosas Papilionoideas que se puede encontrar en terrenos arcillosos o arenosos. Suele alcanzar el metro y medio de altura y sus hojas segregan un líquido viscoso que se pega al tacto.
Recolección:
Florece en junio y julio.
Partes utilizadas:
Se emplean las raíces.
Composición:
Acido glicirricínico, asparagina, saponinas, flavonoides, azúcares y estrógenos.

Usos medicinales:
Pectoral, balsámico, suavizante de la mucosa gástrica, antiácido y anorexígeno. Es eficaz para tratar las afecciones broncopulmonares, gripe, catarros y tos, por su efecto suavizante de las mucosas. Posee un marcado efecto antiácido y antiulceroso, así como antiespasmódico. Se emplea también como regulador del apetito excesivo, como diurético y para estimular la producción de hormonas suprarrenales. Se le considera un depurativo moderado en las

enfermedades de la piel, en la colitis y se usa frecuentemente para quitar el mal aliento y desinfectar la boca. Es ligeramente laxante e hipertensor.

Las infusiones no son la manera más adecuada de utilizarlo ya que el calor anula parte de sus efectos y es mejor masticar las raíces secas.

Otros usos:
Puede emplearse como un estrógeno natural. Mejora el herpes, las hepatitis y las cirrosis.

Toxicidad:
No tiene toxicidad en tratamientos cortos. No administrar en el embarazo, diabéticos, cardiópatas, ni en los hipertensos.

REISHI
Ganoderma lucidum

En idioma chino se denomina Líng zhī y que se traduce como la "hierba de la potencia espiritual", altamente estimada como elixir de la inmortalidad.

Botánica:
Pertenece a la familia de las Ganodermataceae, del género Ganoderma.

Es el nombre de una de las formas (el basidiocarpo) del hongo Ganoderma lucidum y que también se aplica a su pariente cercano Ganoderma tsugae. Estas dos especies de hongos se encuentran distribuidas por todo el mundo, tanto en zonas tropicales como en templadas, Crece como un parásito o saprófito, sobre una gran variedad de árboles.

Composición:

Ácidos ganodéricos, que tienen una estructura molecular similar a las hormonas esteroides.
Es una fuente de polisacáridos.
Ergosterol
Cumarina
Manitol
Lactonas
Alcaloides Chuang
Ácidos grasos insaturados
Vitaminas y minerales.

Usos medicinales:
Estimulación de los sistemas cardiovascular y pulmonar.
Como antioxidante.
Antiinflamatorio en tratamientos de artritis y arterosclerosis.
Estimula el sistema inmune aumentando producción de linfocitos "T" y agentes antitumorales.
Inhibe el aumento de colesterol, y la reacción alérgica de las histaminas.
Agente antitumoral incrementando de 5 a 29 veces en el factor de eliminación de tumores.
Estimula los Linfocitos "T".
Fuerte inhibidor del aumento de las células de leucemia.
Antioxidante, incrementa la producción de ácido nítrico a la vez que disminuye otros radicales libres.
Antiinflamatorio en el tratamiento de artritis.
Tratamiento efectivo contra la aterosclerosis.
Tratamiento para la inflamación del cerebro.
Tratamiento de cirrosis por hepatitis.
Contiene propiedades anti-envejecimiento.
Motiva la actividad de los linfocitos y la inmunoglobulina.
Tónico contra el VIH/SIDA.

Enfermedad de Alzheimer, Parkinson y enfermedades del hígado, sólo para nombrar unas pocas.
Acción contra los radicales libres
Adaptógeno
Hipertensión
Arteriosclerosis y la predisposición a padecer tromboembolias.
Alergias
Antiinflamatorio
Cáncer.
Longevidad.

Precauciones
Las personas que toman medicamentos que afectan a la coagulación sanguínea como aspirina, warfarina, heparina, clopidogrel, pentoxifilina o tricolpidina, deben tomarlo bajo supervisión médica.
Como es habitual, las mujeres embarazadas deben consultar a un médico experto antes de tomar Reishi.

ROBLE
Quercus robur

Botánica:
Es uno de los árboles más fuertes y longevos de Europa. Crece hasta los 40 metros y sus troncos pueden tener 3 metros de espesor. Se le encuentra en los bosques de los valles fluviales y gusta de suelos fértiles y húmedos. Requiere mucha luz y puede llegar a vivir hasta 1.000 años.

Recolección:

Las flores se abren en mayo. Las bellotas maduras se recogen en septiembre y octubre.

Partes utilizadas:

La corteza

Composición:

Contiene taninos, ácido gálico, resinas, pectinas y fluroglucina en la corteza. En las hojas ácido gálico y taninos y en los frutos principalmente féculas, grasas y azúcares.

Usos medicinales:

La corteza y en menor proporción las hojas son astringentes, hemostáticas, antidiarreicas y antisépticas. Las bellotas son nutritivas y astringentes. La corteza del roble tiene acciones como antidiarreicas, no solamente por su efecto astringente sino por sus propiedades antisépticas. También se puede emplear en hemorragias leves, especialmente por hemorroides, así como en las uterinas y nasales. Tiene ligeros efectos para bajar la fiebre. Externamente se emplea también su cocimiento contra las hemorragias externas, lavados vaginales, sabañones, grietas anales y del pezón, así como contra la gonorrea, leucorrea y hemorroides. También es eficaz contra el exceso de sudor corporal, la gingivitis y las anginas crónicas.

Otros usos:

Las bellotas tostadas se mezclan con cacao y se emplea con éxito en las diarreas infantiles, a lo que hay que sumar su alto poder nutritivo. Tiene sinergia con el laurel y la salvia para combatir el sudor.

Toxicidad:

No tiene toxicidad. Hay que tomar la infusión después de las comidas y no administrar en presencia de gastritis

RHODIOLA
Rhodiola rosea

Nombres comunes: raíz del Ártico, la raíz de Oro, Rhodiola rosea es una planta de la familia de las Crasuláceas, que crece en zonas frías, generalmente la zona del ártico, Siberia, Asia central, Escandinavia, Islandia.

Composición:

Fenilpropanoides: rosavina, colofonia, rosarina
Derivados feniletanol: salidrosido (rodiolosido), tirosol.
Flavonoides: rodiolina, rodionina, rodiosina, acetylrodalgina, tricina.
Monoterpenos: rosiridol, rosaridina
Triterpenos: daucosterol, beta-sitosterol
Ácidos fenólicos: ácidos gálicos y clorogenicos.
Las raíces contienen 0,05% de aceites esenciales: hidrocarburos monoterpénicos (25,4%) alcoholes monoterpénicos (23,61%), alcoholes alifáticos de cadena lineal (37,54%). Dentro de los compuestos volátiles el n decanol i el geraniol son los más abundantes con 30,38% y 12,49% respectivamente (Panossian, 2010).

El perfil de los componentes y concretamente el porcentaje en rosavinas y por tanto la eficacia del producto puede variar mucho en función del origen geográfico y forma de cultivo de la planta así como del contenido del agente de extracción por eso es importante garantizar la calidad de la materia prima.

Una Rhodiola rosea de calidad debe contener como mínimo de un 3-5% en rosavinas (estandarización Farmacopea). La estandarización en rosavina permite también confirmar el origen del extracto ya que muchas variedades de Rhodiola rosea sin efecto terapéutico contienen únicamente salidrósido.

Usos medicinales:
Se cree que fortalece el sistema nervioso, combate la depresión, mejora la inmunidad, eleva la capacidad para hacer ejercicio, mejora la memoria, ayuda a la reducción de peso, aumenta la función sexual y mejora la libido.

La administración de Rhodiola rosea parece afectar los niveles de las monoaminas centrales, y también podría ofrecer beneficios y ser el adaptógeno de elección en condiciones clínicas caracterizadas por un desequilibrio de las monoaminas centrales del sistema nervioso. Esto es consistente con reivindicaciones rusas para mejoras en la depresión y la esquizofrenia. También sugiere que la investigación en áreas tales como el trastorno afectivo estacional, la fibromialgia y el síndrome de fatiga crónica, entre otros.

También ha habido afirmaciones de que esta planta tiene una gran utilidad como terapia en la astenia (disminución en el rendimiento laboral, trastornos del sueño, falta de apetito, irritabilidad, hipertensión, dolores de cabeza y fatiga), el desarrollo posterior a un esfuerzo físico intenso o intelectual, la gripe y otras exposiciones virales y otras enfermedades.

La Rhodiola rosea se ha demostrado que reduce el tiempo de recuperación después de entrenamientos prolongados, aumenta la capacidad de atención, la memoria, la fuerza y la acción anti-tóxica. Aumenta el nivel de enzimas, el ARN y las proteínas importantes para la recuperación muscular después del ejercicio exhaustivo. También estimula el estado de energía muscular, la síntesis del glucógeno en los músculos y el hígado, la síntesis de proteínas musculares y la actividad anabólica.

Los estudios que utilizan las pruebas de corrección de pruebas han demostrado que la Rhodiola rosea aumenta la memorización y la capacidad de concentración durante periodos prolongados. Aumenta la actividad bioeléctrica del cerebro que mejora la memoria y la energía del cerebro.

Los sujetos que recibieron el extracto de Rhodiola rosea también informaron de una reducción estadísticamente significativa en la fatiga mental, la mejora de los patrones de sueño, una menor necesidad de sueño, una mayor estabilidad estado de ánimo y una mayor motivación para estudiar. Los resultados del examen promedio entre los estudiantes que recibieron el extracto y placebo fueron 3,47 y 3,20, respectivamente.

Se ha demostrado que aumenta la actividad anti-tumoral por el aumento de la resistencia contra las toxinas. Una gama de antioxidantes compuestos han sido identificados en especies afines.

Estimula y protege el sistema inmunológico mediante el restablecimiento de la homeostasis (equilibrio metabólico) en el cuerpo. También aumenta las células asesinas naturales (NK) en el estómago y el bazo.

En estudios con animales, los extractos de Rhodiola, parecen aumentar el transporte de los precursores de la serotonina, triptófano y 5-hidroxitriptófano en el cerebro. Así, ha sido utilizado por los científicos rusos por sí solos o en combinación con antidepresivos para aumentar el estado mental, una gran ayuda en los países y épocas en que se priva a nadie de sol adecuada durante períodos prolongados de meses. Esto lleva a una condición conocida como Trastorno Afectivo Estacional.

Muchos otros beneficios derivados del uso de la Rhodiola se ha encontrado incluida su capacidad para mejorar la audición, para regular los niveles de azúcar en la sangre para los diabéticos y proteger el hígado de las toxinas ambientales. Se ha demostrado que activa los procesos lipolíticos (pérdida de grasa) y la movilización de los lípidos de un tejido. También puede mejorar la función tiroidea clínicamente sin causar hipertiroidismo, mejorar la función de la glándula del timo y proteger o retrasar la involución que se produce con el envejecimiento También puede mejorar sus reservas de la glándula suprarrenal, sin causar hipertrofia.. A lo largo de los años se ha demostrado que mejora sustancialmente la disfunción eréctil y / o la eyaculación precoz en los hombres y normaliza el líquido prostático.

En concreto:

Adaptógeno y protector frente al estrés (neuro - cardio, hepato protección)
cardioprotector
antioxidante
estimulación del sistema nervioso central incluidas funciones cognitivas como la atención, la memoria y el aprendizaje
efecto anti fatiga
efecto antidepresivo y ansiolítico
normalizador de la actividad endocrina
aumento de la esperanza de vida
reducción significativa de las deficiencias en el aprendizaje espacial, memoria y daños de las neuronas del hipocampo en ratas con Alzheimer inducido, prevención de la dependencia a la nicotina y reducción del síndrome de abstinencia en ratones

El efecto de la Rhodiola rosea suele aparecer rápidamente al inicio del tratamiento (unos tres días) y el efecto perdura varias semanas sin perder de su eficacia. El rápido inicio de acción de la Rhodiola lo hace especialmente interesante para ser asociado a antidepresivos de lento inicio de acción.

Toxicidad
La ausencia o la poca ocurrencia de efectos adversos, todos ellos clasificados esencialmente como leves en los ensayos clínicos permiten soportar el excelente perfil de seguridad de la Rhodiola rosea.

A dosis relativamente altas (entre 1,5 y 2 g al día) pueden producirse reacciones alérgicas así como irritabilidad, insomnio, nerviosismo.

El extracto se absorbe mejor con un estomago vacío y se aconseja tomarlo por la mañana porque en algunos casos ha provocado insomnios.

La Rhodiola rosea no ha demostrado interactuar con otros productos que tengan efecto farmacológico.

ROMERO
Rosmarinus officinalis

Botánica:
Abundante en todas las zonas mediterráneas es, sin embargo, una planta que crece con facilidad en cualquier lugar, incluso en climas muy secos. Solamente hay que tener cuidado de los fuertes vientos del norte, por lo que estará mejor al lado de algún muro protector. Si dispone del espacio suficiente alcanzará una altura entre 60 y 120 cm. y para ello solamente requiere sol y tierra bien drenada y rica en cal. Sus flores son

de tonalidad violácea y brotan en primavera, aunque no sobreviven a los inviernos rigurosos, salvo la variedad en macetas, mucho más pobre en esencias que la silvestre.

Recolección:
Aunque puede sembrarse a partir de semillas, lo mejor es coger un esqueje joven de una planta que tenga fuerte olor, teniendo la precaución de no exponerlos a los fríos hasta que hayan echado raíces. Se recolecta en primavera y verano, justo antes de la floración, aunque sus hojas son perennes y se recogen todo el año.

Partes utilizadas:
Se emplean las hojas que se pueden colgar a la sombra en pequeños ramilletes.

Composición:
Ácidos caféico, clorogénico y rosmarínico, taninos, resinas, flavonoides, pineno, canfeno, borneol y alcanfor.

Usos medicinales:
Carminativo, hipertensor, colagogo, antirreumático. Una extraordinaria planta comparable al popular Ginseng y que se emplea en decaimientos, hipotensión, insuficiencia biliar, amenorrea y espasmos digestivos. Mejora la memoria, estimula el sistema nervioso y tiene efectos contra el exceso de colesterol.

Otros usos:
Externamente es un buen remedio contra la calvicie, las heridas y la dermatitis seborreica. Es antiparasitario, antineurálgico y antirreumático local.

Toxicidad:
No tiene toxicidad. No emplear la esencia en prostatitis o embarazo.

ROMPEPIEDRAS
Lepidium latifolium

Botánica:
Se le conoce también como *Lepidio*. Pertenece a las Coníferas y se trata de un pequeño arbusto de 60 cm de altura que se encuentra en zonas oscuras, húmedas y frescas. Con tallo erecto y hojas esparcidas, tiene pequeñas flores blancas.
Recolección:
Primavera, verano
Partes utilizadas:
Se emplea toda la planta.
Composición:
Esencia sulfurada y mirosina.

Usos medicinales:
Es muy eficaz para eliminar cálculos renales, posiblemente la hierba de efecto más rápido, especialmente en extracto. Un cálculo enclavado en el uréter puede eliminarse en poco menos de 30 minutos tomando 50 gotas en un vaso lleno de agua.
Otros usos:
Como depurativo, en la hipertrofia prostática y las hiperuricemias.
Toxicidad:
No se conoce.

ROSA CANINA
Rosal silvestre

Botánica:

Denominada también como *Rosal silvestre o escaramujo,* se trata de un arbusto de la familia de las Ericáceas. Su tallo posee hojas de matiz rojo y flores blancas agrupadas en umbelas. El fruto es mortal contra los insectos.

Recolección:
Se recoge en plena floración.

Partes utilizadas:
Se emplean los pétalos rápidamente secados.

Composición:
Taninos, ácido gálico y cítrico, flavonoides, carotenos, pectina y vitamina C.

Usos medicinales:
Los escaramujos son antidiarreicos.
Las flores venotónicas.
Las hojas, energéticas.
Se emplean las hojas como emolientes en enfermedades de la piel y los escaramujos contra las diarreas y como diurético, además de ser un buen alimento rico en vitamina C. Las semillas son vermífugas.

Otros usos:
Fue muy apreciado durante el renacimiento por sus múltiples virtudes curativas. Con las hojas se hace un sucedáneo del café y como mezcla para pipas.

Toxicidad:
No se conoce.

ROSA MOSQUETA
Rosa eglanteria

Botánica:

La rosa mosqueta (*Rosa eglanteria*, sinónimo *Rosa rubiginosa*) es un arbusto silvestre de la familia de las rosáceas. Se cultiva en el Reino Unido, por su bella flor de color rosa pálido, en Chile y Argentina.

La rosa mosqueta se cultiva tradicionalmente como ornamental; es resistente, y tolera niveles de alcalinidad elevados en comparación con otras especies similares. No requiere suelo fértil ni buen drenaje, y es tolerante a la sequía y a numerosas enfermedades. Por su vigor, se la emplea a veces como radical para injertar otras especies.

Composición:

El *aceite de rosa mosqueta* se extrae de las semillas de esta especie de rosa realizando una presión en frío. Tiene un ligero color rojizo y un olor acre característicos de los aceites no refinados. Su contenido en ácidos grasos esenciales (AGE) poliinsaturados es muy elevado.

La envoltura carnosa de sus semillas contiene un alto contenido de vitamina C.

Usos medicinales:

Posee capacidad regenerante activando los fibroblastos que darán lugar a la síntesis del colágeno y la elastina dérmica, uniendo los bordes rotos de la epidermis para facilitar la cicatrización natural.

El aceite se emplea en cosméticos, aduciendo que:
Regenera y nutre la piel eliminando arrugas no muy profundas y reduce cicatrices o marcas de cualquier etiología; redistribuye la pigmentación, lo que posibilita la eliminación de manchas;
realiza acciones preventivas y correctivas del foto envejecimiento y de los problemas cutáneos debidos a

sobreexposición a las radiaciones solares, mediante la autogeneración de melanina;

Por lo tanto se ha venido considerando uno de los más potentes productos antienvejecimiento de la Naturaleza, así como de prevención de afecciones dérmicas relacionadas con desequilibrios de la melanina.

Toxicidad:
Al ser un aceite vehicular, se recomienda su uso estrictamente en la dermis, nunca en mucosas (genitales, cavidad bucal...), ojos o uso interno en el organismo.
Por su cantidad de lípidos y su carácter astringente, no se debe utilizar en pieles grasas o con tendencia a grasa.

RUDA
Ruta graveolens

Botánica:
Planta de las Rutáceas, con tallo leñoso, ramos herbáceos, de 50 cm de altura. Las flores tienen pétalos amarillos y las hojas son fuertemente aromáticas. Se encuentra en lugares rocosos y soleados.
Recolección:
Florece en mayo y agosto.
Partes utilizadas:
Se emplean las hojas antes de la floración.
Composición:
Cumarinas, psoralenos, aceite esencial, rutósido, alcaloides, bergapteno y tanino.

Usos medicinales:
Emenagoga potente y protectora vascular. Amenorreas, hipomenorreas y menopausia precoz. También es estimulante nervioso, calma los dolores digestivos y externamente se la emplea como rubefaciente en distensiones y calambres musculares. Es eficaz para calmar crisis de histeria, eliminar parásitos intestinales y antiepiléptica. También es adecuada en la debilidad visual por leer demasiado.

Otros usos:
Desde la antigüedad se le atribuyen propiedades mágicas y por ello era utilizada por las brujas para realizar sus conjuros y maldiciones. Su papel como abortiva está muy extendido en el ámbito popular, por lo que se recomienda no utilizarla en embarazadas. Si se emplea tópicamente no exponerse a la luz, ya que es muy fotosensible. En estos casos es útil en dislocaciones, aplastamientos óseos, distensiones y estasis venosa.

Toxicidad:
Su grado de toxicidad es medio y muy alto en embarazadas y niños.

RUIBARBO
Rheum officinale

Botánica:
Arbusto perteneciente a las Poligonáceas, de grueso rizoma, hojas palmadas y flores hermafroditas. Se cultiva en terrenos arenosos para decoración. Conocida también como Mirística olorosa o Moscadero, posee unas flores pequeñas de color amarillo y un fruto que al abrirse da una semilla dura y leñosa. Su sabor es muy agradable y se le puede emplear incluso para aromatizar bebidas calientes y ponches. Forma

parte del agua de El Carmen.
Recolección:
Cuando florece
Partes utilizadas:
Se utiliza la raíz.
Composición:
Crisofina, glucósidos, taninos, antraquinónicos, azúcares y resina.

Usos medicinales:
Es colagogo y colerético, hepática, astringente y aperitivo. Aumenta la producción de ácido clorhídrico, por lo que es adecuado para estimular la digestión y abrir el apetito. Mejora la función hepato-biliar, la atonía intestinal y en pequeñas dosis la diarrea.
Otros usos:
En dosis altas se comporta como un laxante enérgico, por lo que hay que usarlo con cuidado. Induce la menstruación.
Toxicidad:
Su grado de toxicidad es bajo, aunque puede producir cólicos intestinales. No administrar en el embarazo ni la lactancia, ni en casos de cistitis, cálculos renales o hemorroides. Las hojas son venenosas.

RUSCO
Ruscus aculeatus

Botánica:
Espontáneo y abundante en los sotobosques frescos y húmedos.
Recolección:
Se recolecta en otoño.

Partes utilizadas:
Se emplean las raíces
Composición:
Potasio, flavonoides, saponinas, esteroides, ruscogenina, resina y aceite esencial.

Usos medicinales:
Diurético, astringente, refuerza la pared vascular. Empleado con éxito por la medicina química en la patología de las paredes venosas, es adecuado para tratar hemorroides, varices y flebitis. También como diurético en casos de estancamiento seroso en la cavidad abdominal y en los edemas de pantorrillas o párpados. Elimina el ácido úrico y por ello mejora la gota. Externamente es eficaz en las varices superficiales, los moretones y los sabañones.
Otros usos:
Con la raíz se prepara un sucedáneo del café.
Toxicidad:
Las bayas tienen una toxicidad media, especialmente en niños, por lo tanto, no ingerirlas. Los brotes son inocuos y se pueden comer en ensalada.

SABAL (Saw palmetto)
Sabal serrulatum

Botánica:
Originaria de los desiertos del sur de los Estados Unidos.
Composición:
Acido antranílico, aceite graso, flavonoides, carotina y sustancias tánicas.

Usos medicinales:

Especialmente en la hipertrofia de próstata, en la inflamación y en los adenomas. También en la irritación de vejiga y el epidídimo después de aplicar un catéter. Posee un marcado efecto antiandrogénico periférico, por lo que impide la fijación de la dihidrotestosterona a nivel de los receptores tisulares prostáticos.

Otros usos:
Enuresis del anciano, cistitis y micción dolorosa. Es eficaz en la alopecia en ambos géneros, así como en el hirsutismo femenino.

SALICARIA
Lythrum salicaria

Botánica:
Planta herbácea de las Litráceas que se encuentra en lugares húmedos y pantanosos. Mide 80 cm de altura, tiene el tallo recto, hojas ovales y flores de color rojo.
Recolección:
Florece de mayo a septiembre.
Partes utilizadas:
Toda la planta
Composición:
Hierro, mucílago, flavonoides, antocianos y taninos.

Usos medicinales:
Astringente, antiséptica, vulneraria. Esencialmente es antihemorrágica y antidiarreica. Cura la disentería, la enteritis e incluso es eficaz en casos de tifus y amebas.
Otros usos:

Externamente masticando las hojas se curan las encías sangrantes y es eficaz para lavado de heridas y frenar pequeñas hemorragias cutáneas. Alivia las úlceras varicosas, la vaginitis, la piel enrojecida y el intertrigo.

Toxicidad:
No tiene toxicidad.

SALVIA
Salvia officinalis

Botánica:
Planta perenne y muy resistente, sobre todo la variedad de hojas estrechas, pero necesita un terreno fértil, soleado y bien drenado, especialmente rico en sílice o cal. Hay que sembrarla en la estación templada y suele dar los primeros brotes en un mes. Por desgracia es una planta que se agota en pocos años, algunas apenas llegan al segundo, por lo que se hace necesario guardar las semillas o los esquejes. Si se la cuida puede dar flores todo el año.

Recolección:
El corte de la planta se hará antes de la floración y preferentemente lejos de las heladas. Para secarlas hay que procurar estirar las hojas, ya que si se enrollan se vuelven grises y se estropean. Por tanto, el secado debe ser rápido, quizá en radiador, moviéndolas de vez en cuando y deshojando las ramas después.

Partes utilizadas:
Se emplean las hojas recogidas antes de la floración, aunque hay quien recomienda después.

Composición:

Flavonoides, tuyona, polifenoles, ácido caféico y ursólico. Vitaminas y sales minerales, además de estrógenos y asparragina.

Usos medicinales:
Es estrogénica, antisudoral y eupéptica. Corrige el exceso de sudación, mejora la falta de apetito, el cansancio y la atonía gástrica, es colagoga, antiasmática y emenagoga. Empleada preferentemente por la mujer es una planta que mejora una gran cantidad de funciones femeninas, especialmente las relativas a glándulas endocrinas y genitales. El aporte de estrógenos la convierte en la planta de elección en la menopausia y la esterilidad. En uso externo es un eficaz agente para suavizar la piel y eliminar arrugas, y para lavados vaginales.

Otros usos:
Antiguamente se decía que donde crecía la salvia había salud y de ahí su nombre. Ciertamente es una planta muy equilibradora del organismo. La esencia, por su contenido en tuyona, implica que sea recomendada solamente por un experto.

Toxicidad:
No tiene toxicidad, pero no emplear en el embarazo o la lactancia por su contenido en hormonas.

SÁNDALO
Santalum album

Botánica:
También conocido como *Menta de agua,* se trata de una planta que alcanza los 60 cm de altura, de hojas ovales,

dentadas, a menudo de color púrpura. Las flores de color lila se abren en espigas verticiladas. Pertenece a las Labiadas.

Recolección:
Se recoge al final del verano.

Partes utilizadas:
Se emplean las hojas.

Composición:
Su aceite extraído de la madera contiene alcoholes terpénicos, santálicos, teresantálicos e hidrocarbonos.

Usos medicinales:
Aunque se utiliza preferentemente como ambientador y por ello para lograr estados emocionales especiales, ingerido internamente puede ser útil también para combatir las fuertes cistitis y las infecciones intestinales y urinarias. Externamente desprende un olor muy característico que ayuda a alcanzar estados místicos y relajantes muy interesantes, por lo que resulta adecuado para ambientar las habitaciones de los enfermos depresivos.

Otros usos:
Proporciona paz mental, es afrodisíaco masculino, antienvejecimiento cutáneo y ayuda a meditar.

Toxicidad: no tiene.

SAUCE
Salix alba

Botánica:
Pertenece a la familia de las Salicáceas. Es un árbol característico en valles fluviales y se encuentran bosques enteros de estos árboles. Especialmente útil para evitar inundaciones, sus ramas echan raíces cuando caen al suelo.

De hoja caduca, alcanza los 30 metros y su tronco puede llegar a tener un metro de grosor.

Recolección:
Las flores se abren en abril y se rompen para liberar unas pequeñas semillas blancas.

Partes utilizadas:
Se emplean la corteza, las hojas y las flores masculinas.

Composición:
Resina, salicina, tanino, estrógenos, y colorantes.

Usos medicinales:
Baja la fiebre, provoca sudor y es analgésico. Aunque el uso de la aspirina le ha desplazado, vuelve a ser de interés al gozar de más y mejores aplicaciones sin efectos secundarios. Por ello se emplea con éxito para combatir la fiebre en las enfermedades infecciosas e incluso en la malaria. Para mejorar las enfermedades reumáticas, como antiinflamatorio y en las dismenorreas. También y aunque menos utilizado, se emplea contra el histerismo, la angustia y el insomnio, así como para corregir la acidez gástrica y las diarreas. Hay quien le atribuye buenos efectos contra la ninfomanía femenina. Externamente la corteza o las flores se pueden emplear para lavar heridas, llagas y realizar irrigaciones vaginales. Tiene sinergia con el saúco y el eucalipto para bajar la fiebre y con el harpagofito para mejorar las enfermedades reumáticas. La corteza del sauce debe tener al menos dos años y hay que pulverizarla en el momento de su uso, ya que no se puede conservar.

Otros usos:
Se emplea para calmar ardores sexuales en mujeres y hombres, quizá por su efecto somnífero.

Toxicidad:

No se conoce.

SAÚCO
Sambucus nigra

Botánica:
Pertenece a las Caprifoliáceas y se encuentra abundantemente en tierras bajas y al pie de las colinas, así como en parques y jardines. La dispersión de sus semillas se realiza mediante los pájaros, quienes gustan particularmente de sus frutos.

Recolección:
Las flores blancas y amarillentas se abren en junio y en septiembre maduran en bayas de saúco negras de 5 mm de diámetro. Se recolectan las flores a principios del verano, se manipulan con precaución, se cuelgan boca abajo y se dejan secar en lugar ventilado.

Partes utilizadas:
Se emplean las flores, hojas y corteza

Composición:
Flavonoides, rutina, mucílago y potasio en las flores.
Alcaloides, colina, triterpenos en la corteza.
Azúcares, pectina, ácidos orgánicos, antocianos en los frutos.
Vitamina C, ácido málico y valeriánico, y carotenos en las hojas.

Usos medicinales:
Sudorífico y vitamínico. Se emplea con éxito en fiebres, gripes y resfriados. Alivian la congestión nasal. También mejora el reumatismo, la gota, la litiasis renal, la cistitis y el estreñimiento. Las hojas tienen efecto laxante y antihemorrágico, las bayas depuran el organismo y son

antineurálgicas, mientras que las flores se emplean en infecciones invernales, contra la tos y para estimular la producción de leche en las madres.

Otros usos:
Con el fruto se preparan jaleas y mermeladas, e incluso licores caseros. Su madera es apreciada para fabricar artículos de artesanía. Se le reconocen efectos para estimular las defensas orgánicas.

Toxicidad:
Los frutos son algo tóxicos especialmente para los cardiópatas.

SEN
Cassia angustifolia

Botánica:
Árbol de la familia de las Leguminosas Cesalpinóideas, cuyas hojas normalmente se importan de Arabia.

Recolección:
Son más enérgicas las procedentes de países árabes

Partes utilizadas:
Se emplean las hojas y los frutos

Composición:
Flavonoides, derivados antracénicos y resina irritante.

Usos medicinales:
Estreñimiento. En niños se recomienda emplear los frutos.

Toxicidad:
Su toxicidad es baja. No administrar en embarazadas, niños, en la menstruación, ni cuando hay inflamaciones intestinales. No emplear más de cinco días seguidos.

SERPOL
Thymus serpyllum
(Por su efecto similar al Tomillo, remitimos al estudio de ésta planta).

SIEMPREVIVA
Sempervivum tectorum

Botánica:
Pertenece a las Crasuláceas. Tiene hojas carnosas, verdes, difuminadas de rojo, sobre un tallo que alcanza los 10 cm. Sus flores son pequeñas de color rojo.
Recolección:
Resiste perfectamente los fríos intensos y se recoge en primavera.
Partes utilizadas:
Se emplean las hojas frescas y las partes aéreas.
Composición:
Resina, taninos, mucílagos y ácidos fórmico y málico.

Usos medicinales:
Es antihemética, diurética y antidiarreica. Por vía interna se emplea poco por sus posibles efectos secundarios, aunque en pequeñas dosis es eficaz para cortar las diarreas y los vómitos, por lo que quizá sea un buen remedio para evitar deshidrataciones. Se aplica externamente para el tratamiento de los ganglios hinchados, las úlceras y las heridas supurantes. También se puede aplicar algo más concentrada en los dolores de oídos, las hemorroides y las heridas de difícil cicatrización. Es una excelente planta para las abejas.

Otros usos:
Externamente se emplea para curar hemorroides, llagas y quemaduras, así como para calmar las picaduras de insectos. También en afecciones de garganta y boca, y en forma concentrada para quitar los callos.

Toxicidad:
Aunque en dosis adecuadas puede ser un buen antiemético, si se sobrepasa la cantidad de planta el efecto es contrario y lo puede agudizar aún más, por lo que se recomienda prudencia.

SHIITAKE
Lentinula edodes

Tradicionalmente, esta seta se cultivaba en forma doméstica en los troncos de un árbol, el Shii o Chinquapin, como lo llaman en Japón, siendo su hábitat Japón, Corea y China. Se le encuentra silvestre en Chile.

Botánica:
Familia de las Marasmiaceae, originaria de Asia del este.
Se desarrolla en el tronco de un árbol.
Los sistemas de producción del shiitake son básicamente dos: 1) el cultivo sobre madera, de uso tradicional y 2) el cultivo sobre bloque sintético, de mayor uso en la actualidad.
El cultivo tradicional sobre madera comprende principalmente a la inoculación de esporas en trozos de madera del mencionado Chinquapin o roble japonés. Actualmente se ha ampliado la gama de sustratos incluyendo la madera de otras especies, como el roble o eucaliptus, que se obtiene al cortar árboles en pie, en troncos de una longitud que puede variar entre 1.0 y 1.2 m. y un diámetro que va desde los 10 a los 15 cm. Estos troncos son los que

finalmente son inoculados con el hongo, mediante agujeros en su corteza donde se deposita el micelio del hongo.

Composición
Eritadenina
C - 1 - 2 (polisacárido)
Lectina
Lentinano (polisacárido)
Emitanina (polisacárido)
EP 3 (lignina)
KS - 2, KS - 2 - B
Poliribonucleótidos
Ac2P (polisacárido)
PBP (proteína)
Thioprolina (TCA) (aminoácido)
Contiene proteínas (18%).
Potasio, niacina, calcio, magnesio, fósforo, zinc.
Vitaminas B (B1, B2), ergosterol (provitamina D). También es una fuente de selenio, un antioxidante que se dice previene el cáncer.

Usos medicinales:
Reducción de los niveles séricos de colesterol en un 12% a través de *eritadenina.*
Tratamiento natural del cáncer debido a su hidrato de carbono complejo, *lentinan,* además del selenio.
Candidiasis, tuberculosis y virus del VIH.
Propiedades antivirales hasta los posibles tratamientos para las alergias severas, así como de la artritis.
Inhibe la producción de plaquetas, así que es un tratamiento prometedor en la lucha contra la trombosis.

SHISANDRA
Schisandra chinensis

Parte utilizada:
La fruta.

Usos medicinales:
Adaptógena, Hepatoprotector, Antiviral, Vasodilatador cerebral, Anticancerígeno. Tónico.
Hepatitis, Parálisis, Parkinson, Embolias, Ataxia (movimientos musculares involuntarios), Cáncer (auxiliar), Quimioterapia, Resfriado, Depresión, Fatiga, Parto, Enfermedad de Meniere, Senilidad.
Hepatopatías, cansancio físico, mental y sexual, infecciones del sistema respiratorio, Para reforzar el funcionamiento de las Riñones.

Toxicidad: /
Media.

TANACETO
Tanacetum vulgare

Botánica:
Planta aromática de las Compuestas que se encuentra en lugares húmedos, pastos y hondonadas. Su tallo erecto alcanza el metro. Las flores son amarillas de forma tubulosa y las hojas delgadas y ovales.
Recolección:
Florece en verano.
Partes utilizadas:
Se emplean las hojas, flores y los aquenios.

Composición:
Taninos, flavonoides, tuyona, tanacetina y ácido caféico.

Usos medicinales:
Aperitivo, emenagogo, antihelmíntico. Se emplea para dar sabor a los aperitivos y licores. Provoca la menstruación, ayuda a eliminar parásitos intestinales y mejora la digestión.
Otros usos:
Es una hierba habitual en la preparación de bebidas aperitivas.
Toxicidad:
Su grado de toxicidad es medio, especialmente la esencia. No administrar a embarazadas, ni a niños pequeños. Contraindicado en epilepsia.

TANACETUM PARTHENIUM
Altamisa, Santamaría, Matricaria

Botánica:
Planta perenne que crece entre de 15-60 cm de altura en suelos pobres a lo largo de las carreteras y en campos abandonados. Pertenece a la familia de las Asterácias y tiene el aspecto de una pequeña margarita. Florece entre Julio y octubre. Es nativa de las montañas balcánicas europeas pero actualmente, crece en América, Europa, África, China y Japón.

Partes utilizadas:
Las flores.
Composición:
Lactonas, partenolida.

Usos medicinales:
Es muy eficaz en jaquecas y migrañas. Se le atribuyen propiedades en la artritis y contra los parásitos intestinales. Los últimos estudios hablan de sus buenos efectos contra la leucemia. Es adecuada en la gota y para regular la menstruación. Desencadena las contracciones del parto y facilita la expulsión de la placenta. Fiebre puerperal y enfermedades de la matriz.

Otros usos:
Evita las trombosis por su efecto antiplaquetario. Inhibe la acción de las prostaglandinas y serotonina.

Toxicidad:
No administrar a embarazadas, ni a niños pequeños. Potencia la acción de los anticoagulantes. Contraindicado en epilepsia.

TÉ VERDE
Camelia sinnensis

Botánica:
El té pertenece a la familia Teácea. Es un pequeño árbol perenne que puede llegar a medir 5-10 m de alto en estado salvaje, aunque cuando se cultiva no suele sobrepasar los 2 m de altura. Sus lanceloladas y agudas hojas son de color verde oscuro, se disponen alternas y miden generalmente entre 5-10 cm de largo por 2-4 cm. de ancho; una de las características que tienen estas hojas es que son dentadas en sus 2/3 partes superiores.

La parte de la planta empleada con fines terapéuticos son las hojas. Tiene unas delicadas flores de color blanco crema o rosáceo, que desprenden un agradable aroma. Son pequeñas y se disponen de forma solitaria o en grupos de 2 o 3 flores.

Recolección:
Para que el crecimiento del té sea óptimo, requiere suelos bien drenados, ricos en materia orgánica y con un pH ligeramente ácido. En cuanto a la temperatura, lo ideal es que oscile entre 14-27°C (aunque es un árbol de hoja perenne, no tolera las heladas). Necesita sol y abundante agua.

Composición:
Polifenoles.

Partes utilizadas:
Las hojas.

Usos medicinales:
Posee propiedades antioxidantes, anticancerígenas, antiinflamatorias, termogénicas, probióticas y antimicrobianas. Se emplea en la distrofia muscular, las cardiopatías, y para frenar el desarrollo de los tumores en general al inhibir la acción de la uroquinasa.
Activa la enzima telomerasa, responsable del envejecimiento.

Toxicidad:
Las propias de la cafeína.

TÉ ROJO
Pu Erh

Botánica:
Proviene de la región de Yunnan, una provincia incorporada a China en el siglo XIII y situada junto a Birmania, Laos y Vietnam.
Para diferenciarlo del té verde y del té negro y a causa de su color rojo subido y castaño, el pu-erh también se denomina té rojo. Por este color a veces se clasifica como té del grupo Oolong o incluso se confunde con éstos. Los especialistas

apuntan que este té es en realidad un té verde que obtiene su carácter único por un proceso de maduración posterior, durante un proceso de almacenamiento de muchos años bajo condiciones controladas, unas cepas bacterianas específicas transforman el té originalmente verde en el té rojo Pu-erh. Contiene isoflavonas.

Usos medicinales:
Los chinos veneran al Pu-erh como el té idóneo para la salud, puesto que actúa sobre las energías reguladoras de las funciones de nuestro cuerpo. Lo beben para los trastornos digestivos y para las depresiones ligeras.
Los efectos más importantes sobre la salud son: Elimina el sobrepeso provocado por una mala nutrición. Baja el nivel de colesterol. Refuerza el metabolismo del hígado y contribuye a la rápida asimilación del nivel de alcohol en sangre. Desintoxica y depura el organismo. Refuerza el sistema inmunitario.

TÉ NEGRO
Thea sinensis

Botánica:
El té negro y el té verde se obtienen de la misma especie de árbol, y la diferencia radica en el método de preparación. En el caso del té negro las hojas se secan, se dejan fermentar y se vuelven a secar. En el té verde sólo se seca, sin dejarlo fermentar.
Partes utilizadas:
Las hojas.

Composición:

Contiene sales minerales, ácidos orgánicos (málico, succínico, oxálico, clorogénico), trazas de aceite esencial (alcoholes alifáticos, salicilato de metilo), derivados polifenólicos entre los que destacan flavonoides (Kamferol, quercetol, miricetol), catecol y taninos catéquicos. Vitamina C y B, enzimas (teasa).

Sus principios activos más importantes son los alcaloides (teína, teofilina, teobromina y cafeína).

Usos medicinales:
Posee propiedades estimulantes del sistema nervioso central y cardiorespiratorio, mejora la respiración y la actividad cerebral, y potencia la acción de analgésicos como aspirina y fenacetina. Los polifenoles le confieren acciones como relajante de la musculatura lisa, sobre todo la bronquial, diurética y vasodilatadora periférica.

Otros usos:
Diarreas, cáncer en general, potenciador del sistema inmunitario, antiateromatoso, venotónico, bronquitis, asma.

Toxicidad:
Contraindicado en caso de alteraciones del ritmo cardiaco (taquicardia), embarazadas y madres lactantes y en úlceras de estómago. A grandes dosis puede producir nerviosismo e insomnio.

TÉ BLANCO

Botánica:
Originario de las altas montañas de la provincia china de Fujian, es en realidad un té verde del cual sólo se recogen los brotes, antes de que se abran, que surgen al principio de la primavera. Su color es verde pálido con un finísimo vello

blanco (de ahí su nombre). Es en ese momento cuando toda la energía y todos los nutrientes de la planta se concentran en los brotes.

Recolección:
Todo el año.

Usos medicinales:
Antioxidante y aumenta las defensas del organismo. Su consumo continuado disminuye el riesgo de padecer enfermedades cardiovasculares y cáncer. Baja los niveles de colesterol en la sangre, especialmente la lipoproteína de baja densidad (LDL), protege contra las caries, ayuda a combatir la fatiga, estimula la memoria y fortalece los capilares.

TÉ MORUNO
(Realmente es una mezcla de Té Verde, Hierbabuena y Menta).

TILO
Tilia platyphyllos
Tilia cordata
Tilo de Holanda

Botánica:
Árbol grande perteneciente a las Tiliáceas, que puede alcanzar hasta 30 m de altura, muy longevo y de grandes hojas, tiene tronco y ramas lisas y hojas ligeramente dentadas. Las flores se juntan en haces colgantes y su corola es amarilla. El fruto es semiesférico y coriáceo. Crece espontáneo en cualquier parte, aunque ahora es más común su variedad cultivada.

Recolección:
Las flores se recogen a mediados de verano, inmediatamente después de florecer y se secan a la sombra sin pasar de 35° C.
Partes utilizadas:
Se emplean las hojas y las flores.
Composición:
Aceite esencial, mucílagos, flavonoides, taninos y florglucinol.

Usos medicinales:
Es antiespasmódica, sedante y sudorífica. Se emplea ampliamente para casos de angustia y nerviosismo extremo, así como para combatir el insomnio. Tiene efectos vasodilatadores y, por tanto, sirve para bajar la tensión arterial, calmar los espasmos digestivos y mejorar las enfermedades por enfriamiento. Combate la arteriosclerosis (las flores), el reuma y las diarreas leves.
Otros usos:
Ayuda a mejorar discretamente las hepatopatías y estimula el sistema defensivo. Con la madera del árbol se prepara un buen carbón vegetal de propiedades antibacterianas y antipútridas, sirviendo para cortar las diarreas.
Toxicidad:
No tiene toxicidad.

TOMILLO
Thymus vulgaris

Botánica:
Arbusto pequeño de estatura no superior a los 25 cm. y el doble de anchura, que crece espontáneamente por laderas y terrenos aparentemente áridos y pedregosos, aunque debe

estar bien drenado y rico en cal. Perteneciente a la familia de las Labiadas, tiene hojas grisáceas y flores rosadas o violáceas que brotan en verano.

Recolección:
Para plantarlo deberemos buscar un terreno arenoso, cubrirlo y trasplantarlo posteriormente al lugar definitivo en la época de calor. Si dividimos las raíces o utilizamos esquejes, estos deberán tener unos 5 cm y contener alguna yema del tallo original.

Partes utilizadas:
Las flores se recogen de junio a agosto en tiempo soleado y seco.

Composición:
Linalol, terpineol, timol, geraniol, carvacrol, flavonoides y ácidos fenólicos.

Usos medicinales:
Es el mejor antibiótico natural disponible. Es estimulante, balsámico y carminativo. Eficaz en infecciones de vías respiratorias, especialmente amigdalitis, enfisema, bronquitis y tos irritativa. Insuficiencia biliar, digestiones lentas, gases intestinales, parásitos y falta de apetito. Estimulante nervioso y cerebral, cansancio. Externamente para curar infecciones de piel, vaginitis, estomatitis y contra la caída del cabello.

Otros usos:
Es el antibiótico de elección en la homeopatía, reforzando incluso el sistema inmunitario e impidiendo las recidivas.

Toxicidad:
No tiene toxicidad.

TORMENTILLA
Potentilla tormentilla

Botánica:
Planta de las Rosáceas, de grueso rizoma del cual parten tallos finos cubiertos de pelusilla. Tiene hojas ovales y lanceoladas, de bordes dentados, con flores de color dorado.

Recolección:
Florece en primavera y verano.

Partes utilizadas:
Se emplean las raíces y las hojas.

Composición:
Tormentilina, ácido tormentilínico, catequina, resina y gomas.

Usos medicinales:
Se le reconocen propiedades como astringente, antihemorrágica, antiinflamatoria y analgésica. Mejora las infecciones gastrointestinales que cursan con diarreas, la disentería y las hemorragias en general. Frena la incontinencia urinaria, especialmente en los ancianos, los flujos vaginales y ejerce un buen efecto tónico general.

Otros usos:
Externamente se emplea en lavados bucales para curar aftas, ulceraciones o estomatitis, así como para calmar escoceduras de piel, quemaduras y dolores reumáticos.

Toxicidad:
No tiene toxicidad.

TRÉBOL DE AGUA
Menyanthes trifoliata

Botánica:
Planta de las Gencianáceas, de hojas verde pálido, con un pecíolo envuelto en una vaina que se divide en tres segmentos foliáceos. Crece en lugares pantanosos o acuáticos.
Recolección:
Las flores salen entre mayo y junio.
Partes utilizadas:
Se emplean las hojas secas.
Composición:
Meniantina, flavonoides, sales minerales, ácido betulínico, pectina, triterpenos.

Usos medicinales:
Baja la fiebre y tiene un buen efecto tónico.
Otros usos:
Mala digestión, inapetencia.
Toxicidad:
No tiene toxicidad. No administrar en el embarazo.

TRÉBOL DE PRADO
Trifolium pratense

Botánica:
De la familia de las Leguminosas, tiene una tupida roseta de hojas basales y de su base nace un tallo anguloso y erguido, con hojas trimeras cuyos foliolos tienen una mancha blanca característica. En el extremo del tallo se forman cabezuelas de flores de color rojo violáceo.
Recolección:
Florecen de junio a septiembre.
Partes utilizadas:

Se emplean las flores
Composición:
Vitaminas, taninos, sales minerales y glicéridos.

Usos medicinales:
Antidiarreico, vulnerario. Se usan las flores para el tratamiento externo de vaginitis, leucorreas, heridas con hemorragias y úlceras varicosas.
Otros usos:
Las hojas se pueden comer en ensalada.
Toxicidad:
No tiene toxicidad.

TRÉBOL ROJO
Trifolium pratense

El trébol rojo o trébol violeta es una planta leguminosa nativa de Europa, oeste de Asia y noroeste de África.
Su cultivo parece datar de hacia los siglos XVII y XVIII.
Se trata de una herbácea perenne de 10-60 cm de altura (puede alcanzar hasta los 110 cm) y pilosidad variable. Tallos erectos o ascendentes.
Las flores, de 12-15 mm de longitud, poseen corolas formadas por 5 pétalos soldados de color rosa violáceo y con menor frecuencia blancas o purpúreas.

Composición:
El trébol rojo contiene sustancias químicas llamadas isoflavonas – compuestos similares a hormonas – que al parecer producen problemas en la reproducción en ciertos animales. Los expertos piensan que una dieta rica en isoflavonas puede haber sido responsable por los problemas

de reproducción y las enfermedades hepáticas que se observaron en los guepardos que viven en los zoológicos. El trébol rojo puede producir esterilidad en el ganado si lo consumen en grandes cantidades.

Usos medicinales:
El trébol rojo se utiliza para el tratamiento de muchas afecciones, pero hasta el momento no hay suficientes pruebas científicas para determinar si es eficaz para alguna de ellas.

El trébol rojo se usa para la prevención del cáncer, para la indigestión, el colesterol alto, la tos convulsiva, la tos, el asma, la bronquitis y para las enfermedades de transmisión sexual (ETS).

Algunas mujeres utilizan el trébol rojo para los síntomas de la menopausia tales como los sofocos o rubores, para el dolor y molestia que se presenta en los senos (mastalgia) y para el síndrome premenstrual (SPM).

El trébol rojo se aplica a la piel para el cáncer de la piel, las heridas en la piel, las quemaduras y para las enfermedades crónicas de la piel que incluyen el eczema y la psoriasis.

En los alimentos y las bebidas el extracto sólido del trébol rojo se utiliza como un agente saborizante.

El trébol rojo contiene sustancias químicas llamadas isoflavonas – compuestos similares a hormonas – que al parecer producen problemas en la reproducción en ciertos animales. Los expertos piensan que una dieta rica en isoflavonas puede haber sido responsable por los problemas de reproducción y las enfermedades hepáticas que se observaron en los guepardos que viven en los zoológicos. El trébol rojo puede producir esterilidad en el ganado si lo consumen en grandes cantidades.

TRÍBULUS
Tríbulus terrestris

Tribulus terrestris es muy usado en las prácticas ayurvédicas, y es conocido por su nombre en sánscrito "gokshura". Se consume como tisana y en aplicaciones tópicas. Utilizada durante siglos en la medicina herbal en China.

Usos medicinales:
Empleado inicialmente como diurético, posteriormente se le reconocieron sus efectos tónicos y estimulantes de la libido. Sus acciones en casos de impotencia y esterilidad son notorias, lo mismo que en la gota y otras alteraciones del aparato urinario.

Sus acciones son indirectas, induciendo la producción de andrógenos, efecto que se logra gracias al principio activo protodioscina. Este efecto actúa de igual modo en hombre y en mujeres, aunque en el varón también incrementa el número de espermatozoides. Hay un efecto secundario que es la dilatación de las arterias coronarias, lo que facilita la recuperación de las personas aquejadas de cardiopatías.

Resumidamente, estos son sus efectos:

Aumento del nivel de testosterona.
Aumento del nivel de andrógenos adrenales en ambos sexos.
Aumento del nivel de la hormona luteinizante (LH).
Aumento de los niveles de DHEA en varones.
Mejora del deseo sexual hipoactivo en las mujeres.

Factor de fertilidad por trastornos ováricos.
Aumento de la masa muscular.
Sensación de bienestar.

Estimulación del sistema inmune.

Aumento de los niveles de dehidrotestosterona.

Aumento del número de hematíes y hemoglobina.

Estimulación de las células germinativas de los testículos y las de Sertoli, aumentando las espermatogonias, espermatocitos y espermátides (productores de espermatozoides) sin alterar los túbulos seminíferos.

Como notas adicionales, hay que señalar que no tiene efectos virilizantes en mujeres, pero se considera doping para el deporte y puede aumentar los niveles del PSA prostático.

Actualmente se promueve su utilización para incrementar la potencia sexual. Los estudios independientes han sugerido que el extracto de *T. terrestris* incrementa ligeramente los niveles hormonales, aunque vuelven luego a su rango normal. También se insiste que *T. terrestris* incrementa la testosterona porque sube la "HDGn: Hormona Desencadenante de gonadotropina la (HDGn) que a su vez estimula la producción de LH y de la hormona foliculoestimulante (acrónimo en inglés FSH).

Se sugiere que puede ser benéfico para aquellos varones cuya testosterona esté en niveles inferiores a los normales, como puede ocurrir a personas con dietas hipocalóricas y/o a atletas sobreentrenados.

El principio activo en el *T. terrestris* ha probado ser la protodiscina (PTN) un pariente de la DHEA. En un estudio con ratones, *Tribulus* se mostró útil en la actividad sexual y la erección, mejor que el cipionato de testosterona

Contraindicaciones:

No se conocen efectos adversos significativos de la suplementación con *T. terrestris*. Sin embargo, algunos usuarios afirman molestias de estómago y diarreas, que usualmente se evitan tomándolo con las comidas.

TUSÍLAGO
Tussilago farfara

Botánica:
Planta herbácea de las Compuestas, de rizoma grueso y tallos escamosos. De flores amarillas y hojas ligeramente dentadas, acorazonadas, se encuentra en lugares húmedos y arcillosos.
Recolección:
Florece desde enero a abril.
Partes utilizadas:
Se emplean las hojas.
Composición:
Contiene inulina, un pigmento denominado xantofila, taninos, ácido urónico, pentosa, galactosa, mucílagos, sustancias antibióticas, flavonoides y un aceite volátil. También abundantes sales minerales, entre ellos magnesio, potasio, calcio, azufre, fósforo, sodio y sílice, e incluso zinc. Las hojas contienen gran cantidad de vitamina C y hay quien la come incluso en ensalada por su riqueza nutritiva.

Usos medicinales:
Esencialmente es balsámico, antitusígeno y expectorante, con ligera actividad antibiótica. Es una planta utilizada ampliamente para calmar la tos, al mismo tiempo que facilita la expulsión del moco, especialmente cuando es muy espeso. Puede emplearse en traqueitis, en la tos irritativa, laringitis, asma o enfisema y con menor eficacia en amigdalitis. Es también una planta depurativa y sudorífica, por lo que es

eficaz incluso en gripes. En uso externo se recomienda como cataplasma en las úlceras cutáneas y para gargarismos en casos de afonía. También se puede emplear quemando las hojas y raíces y aspirando el humo, con lo que mejoraremos el asma, especialmente si mezclamos también Estramonio. Tiene sinergia con la Pulmonaria en las bronquitis y con el Erísimo en las afonías.

Otros usos:
Con las hojas y flores desmenuzadas se elaboran almohadas artesanales especialmente cómodas.

Toxicidad:
Su grado de toxicidad es bajo. Últimamente se le ha descubierto una sustancia, la senkirkina, la cual se cree tiene acción hepatotóxica y cancerígena, aunque estas acciones no han sido probadas. De todas formas y al tratarse de un alcaloide, recomendamos no usar prolongadamente.

TUYA
Thuja occidentalis

Botánica:
Árbol perenne de tallo recto cuyos pelíolos cubren totalmente las ramas. De la familia de las Cupresáceas, tiene hojas escamosas, grasas, de color amarillo verdoso y la corteza marrón. El fruto es una pequeña piña formada por escamas alargadas que recubren las semillas. Procedente de Virginia se cultiva en cementerios y jardines, creciendo espontáneo junto a caminos y carreteras.

Recolección:
En junio.
Partes utilizadas:

Se utilizan las hojas.
Composición:
Taninos, esencias terpénicas, azúcares, tujina y tuyona.

Usos medicinales.
Emenagoga. Es empleada popularmente para provocar el período, aunque en la actualidad su uso está centrado en el tratamiento externo de las verrugas. Su efecto en este caso es lento pero impide la propagación. En homeopatía se tratan también pero por vía interna.
Otros usos:
Se emplea también en papilomas y condilomas.
Toxicidad:
Su grado de toxicidad es bajo. No emplear en gestantes.

ULMARIA
Filipendula ulmaria

Botánica:
Planta herbácea de la familia de las Rosáceas, tiene hojas pecioladas, ovales, con flores pequeñas y blancas. Se encuentra en zonas húmedas y a lo largo de los ríos. Se la conoce como *Reina de los prados.*
Recolección:
Las flores se recogen en primavera.
Partes utilizadas:
Se emplean las flores y hojas.
Composición:
Salicitato de metilo, flavonoides, ácido salicílico y gaulterina.

Usos medicinales:

Se emplea en el reumatismo, los cálculos renales y como analgésico. Es diurético, antiácido, astringente, depurativo, y antipirético, actuando, además, como anticoagulante en la prevención de la trombosis. Es eficaz en los exantemas acneiformes, inflamaciones de la pleura y como sudorífera.

Otros usos:
En la antigüedad se utilizaba contra la malaria y como ambientadora de hogares. Se la considera como la aspirina vegetal.
Es adecuada para la hernia de hiato.

Toxicidad:
Su grado de toxicidad es bajo. No administrar en presencia de úlceras o hemorragias.

UÑA DE GATO
Uncaria tomentosa

Botánica:
Liana gigantesca que crece en selvas húmedas de Perú y que enredada en los árboles puede subir hasta los 20 metros. Tiene tallos espinosos que adoptan una forma similar a las uñas de los gatos.

Composición:
Isopteropodina, taninos catéquicos, polifenoles, mitrafilina, hirsutina e Isopteropodina-Aloisomérica.

Usos medicinales:
Inflamaciones en general, artritis reumatoide, cistitis, úlceras gástricas. Infecciones víricas, enfermedades autoinmunes. Se le reconocen, especialmente, importantes acciones sobre el sistema inmunitario y en el aumento de los leucocitos. Los

últimos estudios demuestran efectos benéficos en la mitosis celular y retrasa o impide la implantación de células tumorales.

Otros usos:
Cáncer, especialmente en presencia o riesgo de metástasis. Herpes, envejecimiento. Se le han encontrado efectos intensos en la mejora del Alzheimer, especialmente unida al Ginkgo Biloba y al Romero.

Toxicidad:
Puede ocasionar trastornos digestivos. No emplear durante el embarazo o la lactancia por la presencia de alcaloides.

VALERIANA
Valeriana officinalis

Botánica:
Conocida como Hierba *de los gatos*, esta planta herbácea de numerosas raíces con el interior hueco, llega a alcanzar los 1,5 m de largo y sus bellas flores de color rosa atraen fuertemente a los insectos. Se encuentra preferentemente en zonas húmedas, tanto silvestre como cultivada, y suele extenderse por muros y rocas si el lugar es lo suficientemente húmedo.

Recolección:
Se desentierra al final de la primavera o en otoño y se limpian las raíces utilizando un fuerte cepillo.

Partes utilizadas:
Se emplea la raíz.

Composición:

Esencia, tanino, valeriana, glucosa, enzimas y valerianina.

Usos medicinales:
Es famosa por sus efectos sedantes que pueden inducir al sueño. También se le reconocen acciones antiepilépticas, contra la excitabilidad nerviosa, agotamiento nervioso e insomnio. Paradójicamente, dosis altas o prolongadas puede provocar intranquilidad y nerviosismo.

Otros usos:
Se emplea en el hipertiroidismo y para corregir los calambres por agotamiento muscular. Externamente alivia los dolores musculares y neurálgicos.

Toxicidad:
No tiene toxicidad.

VARA DE ORO
Solidago virgaurea

Botánica:
Pertenece a las Compuestas. De tallo con flores doradas, raíz cilíndrica muy profunda, se encuentra en terrenos secos de zonas boscosas, entre arbustos, en dunas y pedregales. Crece hasta 25 cm., aunque puede llegar hasta el metro.

Recolección:
Florece entre julio y septiembre.

Partes utilizadas:
Se emplean las sumidades floridas y las hojas.

Composición:
Flavonoides, cumarinas, taninos, ácido fenólico, saponinas e inulina.

Usos medicinales:

Se emplea preferentemente como diurética, antiséptica y antiinflamatoria de las vías urinarias. Refuerza la pared venosa y mejora las varices y los edemas. Tiene efectos favorables en diarreas, enteritis, obesidad e hipertensión. Es sedante suave, disuelve los cálculos renales y externamente se puede emplear para aftas bucales y heridas.

Otros usos:
Parece ser que macerada en vino es mucho más eficaz que en infusión.

Toxicidad:
No tiene toxicidad.

VERBENA
Verbena officinalis

Botánica:
Hierba de 60 m de altura, recta y con raíz fusiforme. El tallo es cuadrangular, las hojas opuestas, y las flores de color rosa que forman una mazorca terminal. Se encuentra al borde de los caminos y en lugares con escombros y baldíos.

Recolección:
Se recolecta en verano antes de la floración.

Partes utilizadas:
Se emplean las hojas y las raíces.

Composición:
Tanino, esencia, verbenalósido que se transforma en verbenalol, y mucílagos.

Usos medicinales:
Es espasmolítica, sedante ligera, digestiva, diurética y cardiotónica. Planta de uso muy popular, especialmente como

sedante suave. Favorece la digestión al estimular la liberación de enzimas y el peristaltismo, alivia la congestión del hígado, estimula la liberación de bilis y ayuda a eliminar los cálculos biliares y renales. Tiene buenas propiedades para disminuir las taquicardias y palpitaciones de origen cardiaco, alivia las migrañas, las neuralgias y favorece la eliminación de orina. Externamente se emplea en gargarismos para aliviar la faringitis y en cataplasmas contra las torceduras, reumatismo y dolores de costado, así como para la ciática.

Otros usos:
Utilizada y sumamente apreciada en la antigüedad, (se la conocía como "hierba de la paz"), es hoy considerada una planta menor. Los modernos estudios sobre ella la están dando nuevo interés, empleándose también para elaborar un sabroso té.

La tradición popular la considera una hierba santa y la emplea para estimular las contracciones uterinas antes del parto, también como afrodisíaco femenino y para alejar los malos espíritus.

Toxicidad:
No tiene toxicidad.

VERDOLAGA
Portulaca oleracea

Botánica:
Perteneciente a las Portulacáceas, se trata de una planta rastrera, jugosa y carnosa, con hojas rojizas estrechas y flores de color rojo o amarillo. Se encuentra silvestre en parques y jardines de terrenos áridos y secos.

Recolección:
Se recolecta a finales del verano.

Parte utilizadas:
Se emplean las hojas y los tallos como exquisita ensalada cruda.

Composición:
Mucílagos, sales, saponina, ácidos Omega-3, proteínas y vitaminas C y E.

Usos medicinales:
Vitamínica, depurativa y refrescante. Tiene efectos favorables para disolver los cálculos renales, es desinfectante de las vías urinarias y aumenta discretamente la diuresis. Favorece la coagulación de la sangre y tiene una discreta acción anafrodisíaca.

Otros usos:
De gusto exquisito como ensalada, la verdolaga, sin embargo, apenas es considerada por la gente y es pisoteada y arrancada allí donde crece. Se puede preparar cruda, cocida o frita, conservando siempre su suave sabor, e incluso con ella se puede preparar un sabroso zumo. Exquisito alimento para los conejos.

Toxicidad:
No tiene.

VINCAPERVINCA
Vinca minor

Botánica:
De la familia de las Apocináceas, esta planta herbácea, de tallos erectos y flores de color azul violeta, tiene hojas opuestas y frutos ovales rellenos de semillas duras. Se encuentra en los bosques y lugares frescos.

Recolección:
Florece entre abril y mayo.
Parte utilizadas
Se emplean las hojas.
Composición:
Carotenos, tanino, vincina y vincósido. La raíz, vincamina, isovincamina y vincaminina.

Usos medicinales:
Vasodilatador cerebral, hipotensora y protector vascular, en especial para los problemas de circulación cerebral, mejorando incluso la función de los pequeños vasos sanguíneos. Hipertensión moderada, arteriosclerosis, acúfenos, vértigos y fragilidad capilar. Tiene sinergia con el Ginkgo Biloba y el Espino blanco.
Otros usos:
Estimula la menstruación.
Toxicidad:
Su grado toxicidad es bajo. Contraindicado en tumores cerebrales.

VIOLETA
Viola odorata

Botánica:
Planta herbácea de las Violáceas, de hojas acorazonadas y flores formadas por una corola de cinco pétalos irregulares. Se encuentra en jardines cultivados.
Recolección:
Florece en la primavera.
Parte utilizadas
Se emplean las raíces, flores y hojas.

Composición:
Antocianos, mucílagos, esencia y saponinas.

Usos medicinales:
Es bronquial, sudorífica, laxante y antiinflamatoria. Como expectorante en las afecciones broncopulmonares y en las pleuritis. Posee efectos contra la tos y ayuda a bajar la fiebre. Eficaz en las cistitis y otras infecciones urinarias, así como en el estreñimiento leve.

Otros usos:
Externamente tiene buenos efectos como emoliente en quemaduras y grietas de la piel. También calma los dolores de oído y desinfecta la boca. Dosis altas ejercen un fuerte efecto laxante, por lo que no debe emplearse en enfermos, ancianos o niños para estos fines.

Toxicidad:
Su grado de toxicidad es bajo. Puede inducir al vómito.

VULNERARIA
Anthyllis vulnerata

Botánica:
Planta herbácea de la familia de las Papilionáceas, habitualmente en las zonas montañosas. La raíz, perenne, produce tallos rojizos de hasta 30 cm. de altura.

Recolección:
Es más eficaz la que crece en regiones montañosas

Parte utilizadas
Se emplean las hojas y raíces.

Composición:
Saponina, taninos, flavonoides y mucílagos.

Usos medicinales:
Es astringente y vulneraria, empleándose exclusivamente de forma externa en el tratamiento de heridas, hemorragias y llagas. Para estimular el organismo y facilitar los intercambios celulares hay que tomar una taza a lo largo del día. Externamente es muy adecuada para reforzar las encías y para las amigdalitis.

Otros usos:
Heridas en general. En uso local es astringente y desinfectante. Internamente es ligeramente laxante, estimula el organismo y facilita los intercambios celulares.

Toxicidad:
No tiene toxicidad.

YERBA MATE
Ilex Paraguariensis

Botánica:
La yerba mate procede de las hojas de un árbol, de características similares al laurel, con el tronco gris claro, de hasta 50 cm. de diámetro y un promedio de 5 a 6 m. de alto, cuyas hojas, apenas alcanzan los 10 cm. de largo y poseen el borde dentado. También presenta unos racimos alargados de bolitas lila oscuro o violeta, muy pequeñas que son ni más ni menos que el fruto del árbol, el cual en su interior lleva una cuarteta de semillas, donde sólo una podrá llegar a germinar, proceso lento, pudiendo llegar a años tal vez, antes de que germinen.
La planta crece en zonas boscosas y templadas, como los

bosques subtropicales de la provincia de Misiones, allí además tiene el riego de la lluvia, parejo durante todo el año.

Composición:
Materna, catequinas, saponinas, taninos, vitamina C, complejo B y calcio, potasio y magnesio.

Usos medicinales:
Enfermedades reumáticas, intestinales, antioxidante, diurético y laxante natural. También tiene una poderosa actividad estimulante como tónico, previene las caries dentales y combate el sobrepeso y la obesidad, bajando las cifras del colesterol "malo". Estimula el sistema nervioso en casos de somnolencia, decaimiento físico o depresiones menores.

YLANG-YLANG
Unona odorantissima

Botánica:
Procedente de Filipinas, es una más de esas plantas exóticas con interesantes propiedades medicinales pero que pueden ser sustituidas por varias plantas europeas.

Composición:
Contiene un aceite esencial con eugenol, geraniol, linalol, safrol, terpeno y ácidos benzoico, fórmico, salicílico, valeriánico y ylangol.

Usos medicinales:
Internamente se puede aplicar para combatir la frigidez femenina, la hipertensión, las infecciones intestinales, las taquicardias y los procesos febriles. Tiene poder para provocar la sudoración y actúa como un estimulante nervioso. En aplicación externa se usa como antiséptico para la piel.

Otros usos:
Suavizante de la piel, taquicardias, ansiedad, depresión.
Toxicidad:
No tiene.

ZARAGATONA
Plantago psyllium

Botánica:
Plantaginácea de tallo velloso de hasta 40 cm. de altura, de color verde claro y poco ramificado. Las flores son diminutas, blancuzcas o pardas y las hojas delgadas y lineales.
Parte utilizadas
Se emplean las semillas.
Composición:
Mucílagos, aucubósido, oligoelementos y potasio.

Usos medicinales:
Laxante y emoliente. Estreñimiento, suavizante en gastritis y colon irritable, cistitis. Tiene la propiedad de hincharse con el agua, especialmente las semillas por su contenido en mucílagos, siendo útil como purgante mecánico al aumentar el volumen intestinal.

Otros usos:
Externamente en forúnculos y heridas.
Toxicidad:
No tiene toxicidad.

ZARZA
Rubus fruticosus

Botánica:
Conocida también como *Zarzamora,* se trata de una Rosácea trepadora provista de afilados pinchos. Este arbusto produce deliciosos frutos oscuros de pulpa blanda cuando están maduros.

Recolección:
Los frutos maduran en agosto y las flores en abril y mayo.

Parte utilizadas
Se emplean las hojas frescas y los frutos.

Composición:
Antocianósidos, ácidos orgánicos, asparragina, glúcidos.

Usos medicinales:
Se emplea el fruto como energético y para fabricar mermeladas y licores. Las hojas para gargarismos en estomatitis.

Otros usos:
Las hojas en uso externo tienen buenas aplicaciones en quemaduras e hinchazones de la piel.

Toxicidad:
No tiene toxicidad.

ZARZAPARRILLA
Smilax aspera

Botánica:
Pertenece a las Liliáceas y vegeta espontánea en bosques. Puede alcanzar el metro de altura y posee numerosas ramas

flexibles recubiertas de pinchos afilados. Las hojas verdes están manchadas de blanco o negro. La más eficaz es la cultivada en Méjico.

Recolección:
Las flores salen en septiembre y octubre y en otoño los frutos.

Parte utilizadas
Se emplea la raíz.

Composición:
Contiene sobre todo saponinas, almidón, colina, sales minerales y oxalato de cal.

Usos medicinales:
Es sudorífica, diurética y depurativa. Se emplea como diurética para favorecer la expulsión de la urea y el ácido úrico, por lo que es útil en la gota y el reumatismo. También es eficaz en la nefritis, litiasis renal y como tratamiento depurativo interno de las enfermedades de la piel. Favorece la digestión, mejora la absorción de los nutrientes y activa el metabolismo. Ayuda a bajar la hipertensión y las cifras altas de colesterol.

Otros usos:
Se le atribuyen propiedades para curar la sífilis y como planta para realizar conjuros y curar las enfermedades graves. Tiene sinergia con las hojas del nogal para emplearla como depurativa y eliminar el ácido úrico. Existe una variedad, la Smilax médica, que se da en Méjico, que es más eficaz y tiene fama como afrodisíaca y estimulante genital masculino.

Toxicidad:
No tiene toxicidad.